Amiante, *la double peine*

Casale Monferrato : Atteintes physiques, traumatismes psychologiques, resistances

Antonella Granieri

Traduction de Fanny Guglielmucci et Alessio Pisani

SOMMAIRE

AUTEURS

Antonella Granieri

Professeur agrégée de Psychologie Clinique à la Faculté de Psychologie et Directeur de l'Ecole de Spécialisation en Psychologie Clinique de l'Université de Turin, Psychanalyste de la Société Italienne de Psychanalyse (S.P.I.) et de la Société Internationale de Psychanalyse (I.P.A.). Elle a coordonné la recherche sur les effets psychologiques dans la population de Casale Monferrato atteinte de mésothéliome. Elle a organisé également des groupes multifamiliaux pour le traitement psychologique des malades et de leurs familles. Elle est aussi auteur de « *Amiante », ressource et drame psychologique de Casale chez les personnes atteintes de mésothéliome et de leurs familles* (2008), qui a été utilisé comme preuve dans le procès Eternit.

Annie Thébaud-Mony

Figure historique dans la lutte contre l'amiante, elle a été Président de l'ANDEVA (Association Nationale de Défense des Victimes de l'Amiante), elle fait partie de plusieurs associations internationales contre l'amiante (BAN ASBESTOS France et Interforum). Elle est à présent, Directrice de recherche honoraire à l'INSERM (Institut National de la Santé et de la Recherche Médicale) et Directrice du Groupement d'Intérêt Scientifique sur les Cancers d'Origine Professionnelle (GISCOP93). Elle est auteur de nombreuses publications scientifiques sur les cancers professionnels

Gian Paolo Zanetta

Engagé depuis des décennies dans l'Administration publique (Administrateur de la Ville de Turin), il est manageur de structures publiques depuis 1990, année où il fut nommé Directeur Général de "Ordine Mauriziano" de Turin, jusqu'en 2002.Il fut ensuite nommé par la Région Piémontaise, Directeur Général d'entreprises de la Santé. Actuellement, toujours au nom de la Région, il est Administrateur de la Fédération de la Santé « Sovrazonale Torino 1 ».
Depuis 1982, il a enseigné le droit administratif et l'organisation de la santé dans plusieurs universités italiennes (LUISS à Rome, l'Université des études de Turin, les Facultés des Sciences économiques et de Psychologie de Turin).

Raffaele Guariniello

Magistrat de La Cour de Cassation, il est l'un des magistrats les plus célèbres d'Italie. Depuis 1992 il est Procureur Adjoint de La Cour Turin. Il a mené et achevé en un temps record, 2 mois et 19 jours, l'enquête sur l'incendie éclaté dans la nuit entre le 5 et le 6 Décembre 2007 à l'aciérie Thyssen Krupp à Turin, où sept ouvriers ont été tués. Il a coordonné le procès Eternit à la Cour de Turin, qui fut le plus grand et le plus difficile procès jamais organisé en Europe, contre la mort dans les lieux de travail.

Sergio Bonetto

Avocat de l'Association des familles des victimes d'amiante (A.F.E.V.A.) de Casale Monferrato dans le procès Eternit et le procès Thyssen Krupp. Il est secrétaire de l'association international Interforum, ONG pour la condamnation pénale des crimes industriels.

Michele Ruggiero

Journaliste professionnel, il vit et travaille à Turin. Jusqu'en 1998, il a travaillé pour le journal l'Unità. Actuellement, il est rédacteur en chef du Bureau Régional du Piémont, pour lequel il a suivi le procès Eternit qui a eu lieu à Turin, de décembre 2009 à Février 2012. Il est auteur de nombreuses pubblications et, avec le journaliste Lorenzo Gigli, il a également écrit et produit un documentaire sur la tragédie de l'amiante de Casale Monferrato intitulé : *« 600.000 fibres dans un souffle »* qui participa à *« Cinéma Environnement »* de Turin en 2009.

Préface
Annie Thébaud-Mony

« Je parle délibérément de «catégorie géographique», parce que pour certaines situations traumatiques, comme dans le cas de l'exposition à l'amiante, le traumatisme est subordonné aux lieux de production et d'utilisation de ce matériau. »
Antonella Granieri, introduction du chapitre 5

« La condition d'un risque concret, auquel sont exposés de nombreux individus, détermine une lésion injuste et concrète à un bien primaire. De quel bien s'agit-il ? La « tranquillité », pourrait-on instinctivement répondre, si cette dernière ne pouvait pas aussi être assurée par l'ignorance des risques ou par une indifférence individuelle ? Mais, le code civil à la main, il est clair que le bien dont on parle est le droit universellement reconnu que chaque citoyen a de ne pas être exposé par autrui à un risque fortement mortel. »
Sergio Bonetto, chapitre 6

« L'ampleur des conséquences individuelles et collectives du désastre sanitaire de l'amiante demeure encore largement méconnue. Bien sûr, l'estimation quantitative des victimes à la seule échelle de l'Europe de l'Ouest (environ 500.000 décès) est en elle-même impressionnante. » Mais elle ne doit pas masquer les autres dimensions de ce désastre, au rang desquelles les effets dévastateurs, sur le plan psychologique, de la conscience d'être atteint d'une maladie mortelle, de voir celle-ci gagner les membres de la famille, ou encore de se savoir soi-même contaminé par l'amiante.

C'est le grand mérite d'Antonella Granieri d'avoir mis son expérience de psychanalyste et de chercheur en psychologie clinique au service d'une mise en évidence de ces conséquences cachées du drame de l'amiante, des conséquences qui n'en finissent pas d'altérer la qualité de vie de millions de personnes concernées en Europe et dans le monde.

La ville de Casale Monferrato est emblématique du « désastre volontaire » provoqué par les responsables de la firme ETERNIT, condamnés au pénal à Turin le 13 février dernier. Comparativement à la France, la mobilisation syndicale et citoyenne a été précoce à Casale. Elle est retracée dans ce livre par Sergio Bonetto, impliqué en tant qu'avocat, aux côtés du syndicat, dès les années 80 lors des premières démarches en direction de la justice, mais aussi en faveur de l'interdiction de l'amiante.

Sergio Bonetto le souligne, *« L'ancien maire de Casale Monferrato, Riccardo Coppo fut le premier à interdire l'usage de l'amiante et concrètement bloquer l'activité Eternit par une ordonnance communale, en 1985, sept ans avant une loi de l'Etat »* et…12 ans avant l'interdiction de l'amiante en France ! Ainsi, dès les années 80, la conscience du danger a conduit des syndicalistes, des scientifiques (médecins, épidémiologistes), des politiques (le maire de Casale), des juristes (procureurs et avocats) à nouer des alliances afin de briser l'invisibilité du drame vécue par les travailleurs Eternit de Casale et leurs familles, et d'engager ces dernières sur la voie de la justice, en entraînant avec elles d'autres communautés, comme celle de Cavagnolo.

Le grand intérêt de cet ouvrage est non seulement de montrer l'implication de chacun dans une histoire qui est loin d'être terminée, mais surtout de donner place à cette autre dimension du drame : celle du traumatisme psychologique. Convaincue de la gravité d'un impact psychologique grave, Antonella Granieri s'est donnée les moyens, avec les outils de la psychologie clinique et l'organisation d'un travail collectif, de mener une enquête visant à identifier les conséquences psychologiques d'une confrontation permanente de la communauté de Casale à la maladie mortelle(le mésothéliome) et à la contamination par l'amiante de l'espace habité par cette communauté.

Cette enquête a également été une recherche ayant pour but de contribuer à intégrer le traumatisme dans l'histoire de chacun, non pas sur le seul registre de la souffrance, mais aussi dans la mobilisation citoyenne qu'a permis la perspective ouverte par le procès.

La notion de « résilience » prend ici un sens non seulement thérapeutique mais politique en permettant à ces victimes d'un crime industriel de se mobiliser, pour qu'au-delà de la reconnaissance du drame qui les atteint, la justice fasse œuvre de prévention par une sanction à la mesure de la responsabilité des coupables. Ainsi, la recherche menée par Antonella Granieri donne un écho particulier à l'exigence d'une prise en compte effective de l'ensemble des conséquences y compris psychologiques du traumatisme provoqué par les crimes industriels.

En France, à ce jour, je ne connais pas d'étude équivalente. Il faut d'autant plus le regretter que les résultats obtenus dans l'étude italienne témoignent de ce qu'aurait pu, ou pourrait, apporter aux victimes en France la mise en place effective du suivi post-exposition et post-professionnel pour les personnes ayant été exposées à l'amiante. La cour de cassation puis la cour d'appel de Paris ont admis - pour des travailleurs contaminés par l'amiante- la légitimité de plaider deux nouveaux préjudices : le préjudice d' « anxiété »[1] et le préjudice de « bouleversement des conditions d'existence »[2], associés au fait pour ces travailleurs de savoir qu'ils ont été exposés à un risque mortel.

La démarche française fait reconnaître dès à présent, par la justice, certains effets post-traumatiques mis en évidence par l'enquête italienne, tout en ouvrant un droit à l'indemnisation du préjudice de contamination.

En tant que chercheur en santé publique, je tiens à souligner que ce livre témoigne d'une démarche de santé publique exemplaire, qui voit un procureur, Raffaele Guariniello, organiser un observatoire des tumeurs cancéreuses, une psychanalyste, Antonella Granieri, engager une recherche-action, un avocat, Sergio Bonetto, considérer que son travail consiste *« à faire émerger le plus clairement possible ce qui s'est passé et identifier, tant individuellement que socialement, les responsables »*. La santé publique est au service de l'intérêt général.

---

[1] *« Les salariés... se trouvaient par le fait de l'employeur dans une situation d'inquiétude permanente face aux risques de déclaration à tout moment d'une maladie liée à l'amiante et étaient amenés à subir des contrôles et examens réguliers propres à réactiver cette angoisse »* (Extrait de la décision rendu le 11 mai 2010 par la Cour de Cassation).

C'est ainsi qu'ensemble, ils ont su unir leurs efforts pour un procès pénal sans équivalent en Europe et dans le monde. Souhaitant qu'en prenant appui sur l'expérience italienne, l'existence d'alliances entre les mêmes types d'acteurs en France permette de voir évoluer le droit pour un procès pénal à la mesure de l'espoir des victimes françaises de l'amiante.

---

[2] « *Indépendamment de l'inquiétude permanente face au risque de développer à tout moment une pathologie grave, (...) les anciens salariés de la SA ZF MASSON, conscients de la diminution de leur espérance de vie, sont effectivement amputés pour une part, de la possibilité d'anticiper sereinement leur avenir et sont ainsi directement et dès à présent contraints dans leur vie quotidienne de tenir compte de cette réalité au regard des orientations qu'ils sont amenés à donner à leur existence. Il s'en suit que leurs projets de vie de nombreux domaines autres que matériels ou économiques sont irrémédiablement et quotidiennement affectés par cette amputation de leur avenir.* » (Extrait de la décision de la Cour d'appel de paris, 1er décembre 2011)

INTRODUCTION

De Raffaele Guariniello

Dans des Pays comme la France et l'Italie, à la différence d'autres Pays, l'histoire de l'amiante est aussi une histoire de procès pénaux liés aux pathologies qui en découlent.

C'est une histoire qui, au cours d'une quinzaine d'années, a produit des résultats inimaginables initialement. Le jugement du procès Eternit au tribunal de Turin a ouvert de nouveaux scénarios judiciaires, comme j'ai déjà décrit dans la première réunion de l'association internationale Interforum, qui a eu lieu le 25 Février 2012 à Paris, dont je rapporte la transcription complète à la fin de cette introduction.

Dans ce procès, il est question de crimes tels que la catastrophe frauduleuse dont ont été accusés par le Procureur les responsables d'une société multinationale fabriquant des produits en amiante-ciment. Le chef d'accusation est d'avoir mis en danger et porté atteinte à la vie et à l'intégrité physique d'un nombre indéterminé de travailleurs, mais aussi de populations entières, causant le décès de nombreux travailleurs et citoyens.

Il se trouve que, encore de nos jours, l'exigence de protéger la santé des personnes exposées à l'amiante, comme celle de donner des réponses concrètes aux demandes de justice des familles et des groupes des victimes de l'amiante, restent largement insatisfaites.

Dans de très nombreux pays, l'amiante n'a pas encore été interdit. Et trop souvent, les cancers provoqués par l'amiante chez les travailleurs et chez les citoyens gisent oubliés dans les archives des hôpitaux et des municipalités. Trop souvent, et dans de très nombreuses parties du monde, dans ce domaine, les procès pénaux ne voient pas du tout le jour ou alors leurs démarches sont tellement lentes qu'ils tombent en prescription. Il faut aller à la recherche des cancers perdus, et cela non seulement dans le but de développer les études indispensables sur ce sujet, mais dans le but précieux, d'identifier et de punir les responsables, de dédommager et d'indemniser les victimes et leurs familles, de désamianter les sites encore contaminés.

Voilà plus de quinze ans, nous avons organisé un observatoire sur les tumeurs professionnelles auprès du Procureur de la République de Turin. L'enjeu est de mettre en évidence les tumeurs qui ont été contractées pendant le travail et qui n'ont été signalées ni à l'autorité judiciaire, ni à l'organisme d'assurance ou de vigilance.

Nous avons considéré les tumeurs dont l'étiologie professionnelle est la plus probable: les mésothéliomes, les tumeurs de la vessie, les tumeurs des fosses nasales, l'angiosarcome du foie. Chaque cas prévoit un rapport écrit destiné à l'autorité judiciaire, et pour chaque cas, l'observatoire vérifie si le sujet atteint de tumeur a été exposé ou non à des agents cancérigènes.

Près de 30.000 cas ont été analysés jusqu'à aujourd'hui dont un peu moins de 2.000 sont des mésothéliomes.

Tout d'abord, l'observatoire fait recours aux procès pénaux pour établir les responsabilités éventuelles.

En outre, il y a d'importantes répercussions dans le domaine des dédommagements et des indemnités. Mais il y a d'importantes implications aussi pour l'aspect préventif, puisque l'activité de l'observatoire permet d'identifier des sites d'exposition à des agents cancérigènes qui sont, peut-être, insoupçonnés ou au-delà de tout soupçon.

Dans ce contexte, de nouvelles perspectives s'ouvrent aussi pour la jurisprudence. En France, le Conseil d'Etat a déclaré la responsabilité de l'Etat, et il l'a condamné à indemniser les victimes d'amiante, avec la prémisse d'une culpabilité pour le manque d'action publique dans la prévention des risques liés à l'exposition professionnelle à l'amiante. En Grande-Bretagne, la Haute Cour de Justice a reconnu le droit à l'indemnisation, provisionnelle et définitive, de certains travailleurs pour les dommages que l'état d'anxiété dont ils souffraient leur causait en raison de la préoccupation que l'exposition à l'amiante (celle-ci étant mise en évidence par la présence vérifiée de plaques pleurales) pourrait conduire à l'apparition d'une pathologie grave comme le cancer du poumon ou le mésothéliome.

Les pages éclairantes qu'on présente ici ont le mérite d'attirer notre attention sur les profils qui méritent d'être explorés à fond.

Il est nécessaire de rappeler un extrait de la conférence de Raffaelle Guarinello, procureur, à propos des procès Thyssen et Eternit :

1. Depuis les années soixante-dix du siècle dernier, je m'occupe de sécurité au travail en qualité de procureur et je coordonne, déjà depuis plus de vingt ans, une équipe de procureurs spécialisés dans la matière de protection de la santé au travail.

Au début, on prenait en considération seulement les accidents de travail mais par la suite, on a découvert les cancers et autres maladies professionnelles.

Pendant longtemps, on a essentiellement reproché aux entrepreneurs l'homicide involontaire et les lésions personnelles involontaires. Mais peu à peu, on a commencé à reprocher aussi le délit de désastre involontaire. Enfin, on a découvert le dol. En partant de l'omission volontaire des mesures de sécurité au travail, nous sommes arrivés à l'homicide volontaire et au désastre volontaire.

Les procès criminels Thyssen et Eternit représentent jusqu'ici le point culminant de notre voyage à travers le code pénal à la recherche des normes incriminantes les plus adaptées et efficaces.
Donc, je dis immédiatement que ce cheminement a été possible grâce à trois facteurs fondamentaux.
L'indépendance du ministère public par rapport au pouvoir politique; le pouvoir-devoir du ministère public, de recevoir non seulement les dénonciations d'infraction pénale mais aussi de prendre note, de sa propre initiative, des infractions et l'obligation du ministère publique d'exercer l'action pénale.

Mais, il faut faire bien attention.

J'envie la France, pour l'article. 706-2 du code de procédure pénale, qui, avec une clairvoyance exceptionnelle, a créé le ***Pôle de la santé.***

Cela concerne la compétence des Tribunaux de grande instance de Paris et de Marseille , dans les affaires relatives à un produit de santé ou à un produit destiné à l'alimentation de l'homme ou de l'animal , à un produit ou une substance auxquels l'homme est durablement exposé et qui sont réglementés en raison de leurs effets ou de leur dangerosité, qui sont ou apparaîtraient d'une grande complexité», contre des infractions comme les «atteintes à la personne humaine, infractions prévues par le code de la sante publique, infractions prévues par le code rural et de la pêche maritime ou le code de la consommation, infractions prévues par le code de l'environnement et le code du travail».

Et c'est pour ça que j'insiste sur la nécessité d'introduire aussi en Italie une nouvelle organisation judiciaire centralisée qui doit porter sur le contrôle des questions les plus importantes en ce qui concerne les différents domaines de la santé. Elle devra aussi avoir la force et être compétente dans ces domaines, ainsi qu'être en mesure de mener des enquêtes à l'échelle nationale, d'élargir ses horizons au-delà des frontières des drames vécus, de promouvoir des actions de prévention avec le concours des autorités administratives et sanitaires.

Avec enthousiasme, j'imagine déjà les résultats qu'on pourrait obtenir en combinant l'approche française avec celle italienne. En créant une organisation judiciaire, qui, dans le cadre d'un **Pôle de la santé,** *garantisse l'indépendance du ministère public dans l'exercice de ses fonctions par rapport au pouvoir politique, et qui oblige le ministère public à prendre dénonciation des crimes de sa propre initiative et qui ne conditionne pas l'exercice de l'action pénal en raison d'opportunité.*

2. La politique d'entreprise en matière de sécurité au travail: personnes pénalement responsables et méthodes d'enquête judiciaire.

Les procès Thyssen et Eternit ont quatre éléments très novateurs en commun (le premièr pour un accident au travail, qui a causé le décès de sept travailleurs; le second pour les milliers de cancers, qui ont été provoqués par l'amiante), mais chacun a un aspect ultérieur particulier et inédit. Le premier point commun concerne l'identification des personnes pénalement responsables d'omission des mesures de sécurité au travail, qui ne sont pas dues aux carences occasionnelles ou simplement opérationnelles mais structurelles et imputables à des choix d'entreprises, à des choix généraux de la politique d'entreprise.

A la tête de l'entreprise, il y a l'employeur, c'est à dire celui qui est détenteur du pouvoir suprême en matière de décisions et de dépenses ainsi que de toutes les obligations dans la protection en matière de sécurité et de santé des travailleurs (par exemple, le conseil d'administration dans les sociétés par actions).D'ailleurs, il est aussi justifié à déléguer ses pouvoirs dans ces domaines à d'autres personnes.

En outre, la délégation de pouvoirs exonère de responsabilité l'employeur délégant si elle respecte les limites et les conditions spécifiques et en particulier si elle attribue au délégué tous les pouvoirs d'organisation, de gestion et de contrôle requis par la nature spécifique des fonctions déléguées et lui donne l'autonomie nécessaire en ce qui concerne les dépenses pour exécuter les fonctions déléguées.

Mais, même si cette délégation de pouvoirs est rédigée d'une façon adéquate et correcte, elle n'exclut pas la responsabilité de l'employeur lorsque les carences en matière de sécurité au travail sont dues aux choix généraux d'une politique d'entreprise ou aux carences structurelles sur lesquelles le délégué n'a aucun pouvoir effectif d'agir.
Même dans le cas d'activités exercées par des sociétés ou par des filiales, la responsabilité des cadres de la société-mère peut entrer en jeu.

La délégation de pouvoirs n'exonère pas le responsable légal d'une entreprise à structure complexe lorsque les responsables opérationnels sont conscients des risques et lorsque ces risques sont liés aux carences structurelles des usines. Dans un tel cas, le responsable légal, qu'il soit la personne qui a délégué des *fonctions particulières ou la personne qui est appelée à accomplir les missions de contrôle comme cadre de groupe, ne peut pas se limiter à compter sur l'expertise et la volonté des personnes mêmes qui ont été source d'une infraction et qui n'avaient clairement pas l'intention ou n'étaient pas en mesure de trouver des réponses appropriées à ce problème jusqu'à ce moment-là.*

Le fait d'avoir conscience de l'existence de risques graves et répétés a une incidence sur les devoirs de contrôle du responsable légal et lui impose donc d'agir directement. Par conséquent, même en cas d'existence d'une délégation des pouvoirs, la responsabilité de l'employeur est par principe toujours engagée si celui-ci s' est soutiré de ses obligations en matière de contrôle et d'intervention, bien qu'il ait eu conscience «d'anomalies» qu'il était en mesure de constater et de rectifier.

Dans ce contexte, les procès Thyssen et Eternit ont souligné la nécessité d'utiliser des méthodes d'enquête plus strictes que celles habituellement appliquées. Celles-ci ne doivent pas concentrer l'attention seulement sur les responsabilités des niveaux inférieurs de la structure hiérarchique des entreprises, mais doivent, si nécessaire, identifier lesdites responsabilités dans les salles des conseils d'administration où on prend les décisions, également en matière de dépenses et de politique d'entreprise concernant la sécurité sur le lieu de travail, sur lesquelles les niveaux inférieurs de la structure hiérarchique n'ont aucun pouvoir d'agir directement.

En menant une procédure pénale en matière d'accidents ou de maladies professionnelles, on se focalise normalement sur l'inspection, l'audition de témoins, la demande des documents des établissements, et enfin, on procède à une expertise. Il s'agit d'une stratégie d'enquête qui s'est déjà révélée plusieurs fois insuffisante. Il suffit de considérer que de demander les documents à l'entreprise concernée ou inspecter les locaux et les objets de la société n'offre aucune garantie de recueillir des informations et des renseignements confidentiels sur les choix faits par les administrateurs délégués de la société concernée.

À cette fin, la perquisition (notamment des ordinateurs, supports informatiques ou encore serveurs accessibles depuis les établissements de la société) ainsi que les écoutes téléphoniques, l'interception de données informatiques et télématiques se sont révélées nettement plus efficaces.

3. Nouveaux scénarios judiciaires: de l'homicide au désastre

Il y a un autre aspect commun entre les procès Thyssen et Eternit. En effet, dans ces deux procès criminels, on n'a pas (ou on n'a pas seulement) accusé, comme c'était habituellement le cas, les administrateurs délégués de l'entreprise d'homicide ou de lésions personnelles, mais, au contraire, l'accusation reposait sur d'autres dispositions pénales en matière de *protection de la santé au travail, qui ont été largement négligées jusqu'à présent.*

Il s'agit tout d'abord de l'omission des mesures de sécurité, qui consiste à omettre d'installer ou à supprimer des appareils, des machines ou des signaux destinés à prévenir les désastres ou les accidents de travail. Ce délit est plus sévèrement sanctionné si l'omission ou la suppression ont causé un désastre ou un accident. Il a lieu en cas d'omission des mesures de sécurité destinées non seulement à prévenir les accidents au sens strict, mais aussi les soi-disant «maladies-accidents», c'est à dire des maladies causées par des agents extérieurs, comme par exemple, les maladies d'origine chimique (les maladies liées à l'exposition à l'amiante sont paradigmatiques à cet égard).

L'incrimination de quiconque causant un désastre est également précieuse. On entend par «désastre»:

- au niveau de l'ampleur, tout événement destructif d'ampleur extraordinaire, même si pas nécessairement démesuré, qui peut même ne pas être immédiatement perceptible et qui peut se produire pendant une très longue période;

- au niveau des dommages, tout événement susceptible de mettre en péril la vie ou l'intégrité physique d'un nombre indéterminé de personnes, et, en particulier, susceptible de compromettre la sécurité d'un environnement de vie et/ou de travail.

4. Le dol éventuel

Le troisième point en commun entre les procès Thyssen et Eternit est particulièrement important. Dans le procès Thyssen, pour la première fois en Italie, on a tenu l'administrateur délégué, membre du conseil d'administration et du conseil exécutif (le soi-disant board), responsable d'homicide volontaire (aussi bien que de désastre volontaire et d'omission volontaire des mesures de sécurité au travail). Et par conséquent, pour la première fois un procès en matière de sécurité au travail s'est déroulé devant la Cour d'assises.
Cela a aussi été la première fois qu'un administrateur délégué a été condamné à seize ans et demi de prison, à l'interdiction permanente d'exercer une fonction publique et à l'interdiction temporaire de passer des contrats avec l'administration publique.

Dans le procès Eternit, on a reproché aux administrateurs de l'entreprise au niveau mondial le désastre volontaire ainsi que l'omission volontaire des mesures de sécurité au travail. Et les accusés ont été condamnés à 16 ans de prison, à l'interdiction permanente d'exercer une fonction publique, à l'interdiction légale pendant toute la durée de la sanction et à l'interdiction de passer des contrats avec l'administration publique pour trois ans. Dans notre pays, en ce qui concerne l'aspect psychologique de l'infraction, la jurisprudence identifie des niveaux croissants d'intensité d'intention frauduleuse: au niveau plus bas, il y a le dol éventuel, au niveau plus haut le dol intentionnel, et au niveau intermédiaire le dol direct. Elle fait aussi une distinction entre la forme la plus légère d'intention frauduleuse, c'est à dire le dol éventuel, et la forme la plus grave de faute, c'est à dire la faute d'imprudence consciente.

En particulier :

A) La faute d'imprudence consciente :

Commet une faute d'imprudence consciente celui qui envisage le résultat de sa conduite comme abstraitement et pas réellement possible et conçoit donc la possibilité abstraite de la survenance du résultat: dans la conscience de l'auteur la possibilité que le résultat se réalise est conçue comme une hypothèse purement abstraite...

L'auteur, tout en concevant la possibilité abstraite de la survenance d'un résultat indésirable, va au-delà du doute en l'écartant, rejette le risque, souhaite que le risque ne se réalise pas, a bon espoir que le risque ne se produise pas réellement, a confiance dans sa capacité à contrôler sa conduite, il agit dans le raisonnable espoir que le résultat ne se matérialise pas comme conséquence de sa conduite.

B) le Dol éventuel (création purement jurisprudentielle):

Il est dit de l'auteur, ayant agi par dol éventuel, qu'il a entrevu la possibilité, ni certaine ni hautement probable, mais réellement possible, que le résultat se réalise comme conséquence supplémentaire de sa conduite.

Il entrevoit donc la réelle possibilité que le résultat se réalise. Dans sa conscience, l'auteur conçoit la possibilité que le résultat se réalise comme réellement possible, ce n'est pas une hypothèse purement abstraite … .

L'auteur ne veut pas directement que le résultat se réalise, Il exclut même la possibilité de la survenance du résultat comme une conséquence de sa conduite qui vise à d'autres fins, il n'a pas l'intention de causer le résultat. Mais, tout en prévoyant le résultat comme une conséquence réellement possible de sa conduite, et tout en concevant la possibilité réelle que le résultat se matérialise comme une conséquence supplémentaire de sa conduite, il persiste dans son activité, il ne s'abstient pas d'adopter une conduite, qui, aussi à ses yeux, est susceptible de provoquer d'ultérieures conséquences différentes de celles visées.

Il ne renonce pas à sa conduite et aux avantages qui en découlent, fût-ce au prix de causer le résultat. Il accepte que le résultat se réalise, il accepte ce résultat comme conséquence de sa conduite, et donc il ne va pas au-delà du doute en l'écartant, il ne rejette pas le risque, il n'attend pas que le risque n'ait pas lieu, il n'a pas la certaine confiance que le résultat ne se produise pas réellement, il n'a pas confiance en sa capacité de contrôler sa conduite, il n'agit pas dans l'espoir raisonnable que le résultat n'ait pas lieu comme conséquence de sa conduite .

C) Le Dol direct :

Il est dit de l'auteur ayant agi par dol direct qu'il a entrevu la possibilité certaine ou de moins hautement probable que le résultat se réalise comme conséquence de sa conduite.

L'auteur ne poursuit pas le résultat comme objectif ultime et cependant, il ne se limite pas à accepter le risque que le résultat se réalise, mais il accepte également le résultat en tant que tel. Nous avons observé cependant, que tant en cas de dol éventuel qu'en cas de faute d'imprudence consciente, l'auteur prévoit la possibilité que le résultat se réalise: il s'agit d'une possibilité réelle en cas de dol éventuel et d'une possibilité abstraite en cas de faute d'imprudence consciente.
Mais on peut se poser une autre question: la possibilité de réaliser un résultat. Mais de quel résultat s'agit-il? Du résultat qui s'est effectivement réalisé, ou d'un résultat que les mesures de sécurité et de santé omises, visaient à éviter? C'est à dire, est-ce qu'il s'agit de la possibilité de réalisation du désastre spécifique qui a effectivement eu lieu ou de la possibilité de réalisation d'un désastre du même type que ce celui qui s'est réalisé? La jurisprudence répond à cette question: il s'agit d'un résultat du même type que celui que les mesures de sécurité et santé, qui ont été omises, visent à éviter.

5. *Devoir d'alerte et de responsabilité aussi à titre du dol éventuel par le gérant d'une société.*

La responsabilité des gérants des sociétés en cas de non-respect de leurs obligations de surveillance et de contrôle, un thème qui a été abordé dans le procès Eternit, est très importante dans le domaine de la sécurité sur le lieu de travail et dans la perspective du dol éventuel.

Le gérant d'une société, soit de droit soit de fait, est obligé de surveiller et de contrôler la gestion de la société (le soi-disant « devoir d'alerte »), et en cas de non-respect des obligations imposées, il engage sa responsabilité pénale s'il a connaissance que de sa propre mauvaise conduite peuvent découler des résultats typiques du crime (dol gênerai), ou s'il accepte le risque que de tels résultats se réalisent (dol éventuel). A cet égard, agit par dol éventuel le gérant qui a effectivement perçu les soi-disant «signaux d'alerte». Cela veut dire qu'il n'a pas nécessairement une idée précise de ce qui se passera parce que le fait est incertain et futur, mais il a un présage réel et raisonnable grâce au degré de professionnalisme qu'on attend de lui.

Outre les obligations de surveillance, le gérant doit avoir aussi des pouvoirs pour empêcher que le résultat se réalise. D'ailleurs ces pouvoirs peuvent avoir une portée indirecte et un caractère simplement incitatif. Cela veut dire que la personne qui a la responsabilité en matière de sécurité doit disposer des pouvoirs visant à empêcher la survenance des résultats. Cela ne veut pas dire que le gérant doit avoir directement de tels pouvoirs. Il suffit que le gérant ait les moyens appropriés pour solliciter l'intervention nécessaire afin d'éviter que le résultat dommageable soit causé.

6. La constitution de partie civile des organismes assureurs

Un quatrième élément inédit dans ces deux procès est que l'organisme public d'assurance contre les accidents de travail et les maladies professionnelles s'est constitué partie civile. Dans le procès Eternit l'organisme national de sécurité sociale s'est également constitué partie civile.

À ce propos, il faut souligner qu'à partir de 2007, en cas de poursuites pénales pour homicides involontaires ou violences volontaires, si l'infraction a été commise en violation des règles sur la prévention des accidents de travail ou sur d'hygiène du travail, ou bien s'il a provoqué une maladie professionnelle, le ministère public informe immédiatement l'organisme public d'assurance contre les accidents de travail en vue d'une éventuelle constitution de partie civile ou d'une action récursoire.

Il s'agit d'un mécanisme qui ne vise pas seulement à permettre à l'organisme assureur de récupérer les frais engagés pour indemniser les victimes des accidents du travail ou des maladies professionnelles, mais qui a aussi, à y regarder de plus près, un caractère de prévention car il peut conduire les entreprises à consacrer à l'avance des ressources financières à la santé et sécurité au lieu de les dépenser à posteriori pour rembourser les frais exposés par l'organisme assureur.

7. *La responsabilité des personnes morales.*

Le procès Thyssen a mis en évidence un autre aspect innovant, c'est à dire la responsabilité des personnes morales en matière des infractions à la sécurité au travail.
L'article 121-2 du Code Pénal français prévoit la « responsabilité pénale des personnes morales».
En Italie, la loi prévoit que les organismes puissent être tenus responsables en cas d'infraction « administrative » découlant d'un délit. A partir de 2007, la responsabilité administrative des personnes morales a été étendue aussi à l'homicide involontaire et aux lésions involontaires graves ou très graves commises en violant les règles de sécurité, de la protection de l'hygiène et de la santé sur le lieu de travail. De cette façon, on ne cherche pas à souligner seulement la responsabilité pénale des personnes physiques pour promouvoir la sécurité au travail, mais aussi la responsabilité administrative des personnes morales.
La responsabilité des personnes morales peut être engagée lorsque:
-l'infraction a été commise par des sujets occupant des positions de cadres ou par des sujets soumis dans l'intérêt de la personne morale ou à son avantage, par exemple afin de limiter les coûts de production, ou d'engager moins de frais en matière de sécurité, ou d'accélérer les temps ou les rythmes de travail, ou encore d'augmenter la productivité.
Au contraire, la personne morale n'est pas tenue responsable

si les personnes susmentionnées ont exclusivement agi dans leur propre intérêt ou dans l'intérêt d'un tiers, même si elle a tiré profit de l'infraction.

- Si la personne morale ne prouve pas que l'instance dirigeante a adopté et efficacement mis en œuvre, avant que le délit ait été commis, des modèles d'organisation et de gestion aptes à prévenir des délits de ce genre, et si elle ne fournit pas les preuves d'avoir confié à un de ses organismes, doté de pouvoirs d'initiative et de contrôle autonomes, la surveillance du fonctionnement et le respect de ces modèles.

La personne morale reconnue responsable encourt des sanctions et en particulier une sanction pécuniaire et des mesures d'interdiction.

Dans ce cadre législatif, on peut comprendre les raisons pour lesquelles la Cour d'assises a infligé à la personne morale Thyssen, représentée par le président pro tempore, une amende de 1.000.000 euros, l'exclusion d'avantages financiers, de financement, de contributions ou de subventions publiques pour une durée de six mois, l'interdiction de promouvoir biens et services pour une durée de six mois, la confiscation de 800.000 euros, la publication par extraits du jugement prononcé dans trois journaux à diffusion nationale une seule fois, affichage par extraits du jugement prononcé dans la ville où la personne morale à son siège.

8. Exposition de la population à l'amiante et le désastre environnemental.

En Italie, contrairement à d'autres pays, l'histoire des maladies liées à l'amiante est aussi une histoire des procès pénaux. Depuis quinze ans, cette histoire a fait des progrès, qui semblaient au début inimaginables.
La première étape fut la condamnation à l'emprisonnement confirmée en 1999 par la Cour de Cassation d'un entrepreneur de construction à Turin pour l'homicide involontaire d'un ouvrier d'isolation décédé d'un mésothéliome pleural suite à l'utilisation d'un produit contenant de l'amiante.
La dernière étape, pour le moment, est le procès Eternit.

*Or, il est important de noter que dans le procès Eternit, on a reproché l'hypothèse unique de désastre environnemental, dans les **établissements** Eternit et en dehors de ceux-ci. Il s'agit avant tout d'un désastre qui a eu lieu dans les établissements Eternit, parce qu'on a omis de prendre les mesures techniques, d'organisation, de procédures et d'hygiène nécessaires à réduire l'exposition des ouvriers à l'amiante, mais il s'agit aussi d'un désastre hors des établissements:*

- *dans les **lieux publics** et les **endroits privés;***
- *dans les **habitations des ouvriers.***

9. À la recherche des tumeurs perdues: l'observatoire des tumeurs professionnelles auprès du parquet de la République de Turin

En Italie, comme dans d'autres pays, l'étiologie professionnelle des cancers est restée longtemps méconnue. Nous avons fondé il y a quinze ans un observatoire pour étudier les cancers professionnels auprès du parquet de la République de Turin, dont la compétence territoriale est malheureusement limitée au territoire du parquet.

Cet observatoire vise la recherche des tumeurs perdues, cela veut dire mettre en évidence tous les cancers professionnels qui, autrement, se perdraient dans les archives des municipalités et des hôpitaux et dont on n'informe pas l'autorité judiciaire, ni l'organisme assureur ni les autorités de surveillance.

Nous avons examiné les cancers, dont l'origine professionnelle est très probable: c'est-à-dire les mésothéliomes pleuraux malins, les cancers de la vessie, les cancers du nez, les angiosarcomes du foie.

Les médecins qui travaillent pour l'autorité judiciaire rédigent un dossier médical pour chaque patient et, après, l'observatoire vérifie si la personne malade du cancer a été exposée à des agents cancérigènes.

Jusqu'à présent, on a analysé 25981 cas concernant 1629 entreprises qui opèrent dans 264 domaines différents. Sur les 25981 cas au total, 20201 sont des cancers de la vessie, 1936 des mésothéliomes pleuraux malins, 169 des mésothéliomes péritonéaux, 576 des cancers des fosses nasales et des sinus.

D'ailleurs, à la suite de ces vérifications, on a pu constater que 15673 de ces 25981 cas étaient liés à l'exposition professionnelle.

Mais à ce propos, il faut souligner que l'observatoire, contrairement aux registres du cancer, ne vise pas à mener des études théoriques, bien qu'elles soient dignes de mérite, mais surtout à fournir des preuves pour mener de nouveaux procès et à identifier d'éventuelles responsabilités. Il encourage le remboursement et l'indemnisation des victimes et de leurs proches. Il joue aussi un rôle très important en matière de prévention car il permet de découvrir l'exposition à des agents cancérigènes dans des endroits insoupçonnés et insoupçonnables.

L'observatoire a également des retombées positives sur le droit d'action récursoire reconnu à l'organisme public d'assurance contre les accidents à l'encontre de l'employeur en ce qui concerne les sommes qu'il a versées à la suite des accidents ou maladies professionnelles, lorsque l'employeur ou un de ses préposé est reconnu pénalement responsable des infractions ayant provoqué l'accident ou la maladie professionnelle. Evidemment le calcul de ses avantages est aussi d'ordre économique.Il est vrai que l'organisme assureur peut récupérer ses sommes auprès de l'auteur du dommage, et ça c'est certainement un aspect important, mais l'action récursoire peut contribuer grandement à relancer la prévention.

En exerçant l'action récursoire, on encourage les entreprises à investir dans la sécurité et l'hygiène sur le lieu de travail. Les entreprises feraient mieux d'investir aujourd'hui dans la prévention plutôt que dépenser beaucoup d'argent demain pour rembourser les organismes assureurs.

10. Vers une organisation judiciaire supranationale

Les événements de ces derniers mois m'amène à une dernière réflexion sur une organisation judiciaire qui soit effectivement en mesure de faire face aux infractions dans le domaine de la sécurité et de la santé sur les lieux de travail et de la vie quotidienne.

Comme mentionné ci-dessus, les enquêtes sur ce genre d'infractions ont souvent une portée nationale, mais, à mon avis, elles devraient avoir aussi une portée Internationale. Plusieurs fois, nous avons dû nous occuper d'accidents ou maladies professionnelles qui ont eu lieu dans des établissements de sociétés multinationales, et, plusieurs fois, nous avons dû étendre les enquêtes à des entreprises européennes ou même extra-européennes. Ce sont des cas qui montrent la nécessité que nous avons de procéder à des perquisitions, à des saisies, ou à l'audition de témoins à l'étranger.

Mais, à ce niveau, les enquêtes ralentissent. A mon avis, il serait préférable de constituer une organisation judiciaire internationale capable de mener directement des enquêtes rapides et efficaces.

A ce propos, le Parquet européen préconisé à partir d'Eurojust dans l'article 86 du Traité sur l'Union européenne, pas seulement « pour combattre les infractions aux intérêts financiers de l'Union », mais aussi pour « lutter contre la criminalité grave ayant une dimension transfrontière ».

Aujourd'hui, il faut faire appel aux demandes d'entraide judiciaire, c'est-à-dire qu'on demande aux autorités judiciaires étrangères de mener une enquête dans leur pays mais pour notre compte. Cependant on doit attendre des mois, parfois même des années pour avoir des réponses, qui sont très souvent insuffisantes, incomplètes, insatisfaisantes ou pas pertinentes et donc inutiles. Dans certains cas, les autorités judiciaires étrangères ne fournissent pas de réponse. Voici deux exemples à ce propos.

Le premier exemple: justement le procès Eternit. A un certain point, il est apparu la nécessité de procéder à des vérifications en Suisse. L'autorité judiciaire suisse a répondu presque trois ans plus tard.

Voilà le second exemple.

Dans un autre cas on a poursuivi en justice un prévenu de nationalité chinoise résidant en Chine. Par le biais de la demande d'entraide judiciaire, on a demandé aux autorités judiciaires chinoises de faire quelque chose de très simple, c'est à dire de lui envoyer la notification de l'invitation à élire domicile en Italie.

Au début, l'autorité judiciaire chinoise a répondu que nous ne pouvions pas écrire sur notre demande d'entraide judiciaire que le prévenu était né à Taiwan (état non reconnu par la Chine).

Nous avons par la suite rectifié notre demande, mais cette fois-ci, les autorités chinoises nous ont répondu qu'elles n'allaient pas notifier « d'élire domicile en Italie à la personne concernée ». Dès 2002, l'Assemblée nationale pour l'Union européenne relevait, dans un rapport d'information sur la création d'un procureur européen, ce paradoxe: «Les frontières se sont ouvertes pour les criminels, mais elles restent fermées pour les policiers et magistrats qui les combattent.

La plupart des Etats membres ont renoncé à leur monnaie, mais l'attachement à leur souveraineté nationale contribue à faire de l'Europe un paradis pénal. Il est temps de mettre un terme à ce déséquilibre de la construction européenne».

En d'autres termes, le crime voyage à la vitesse de la lumière, alors que la justice voyage encore en diligence.

CHAPITRE 1

L'amiante: objectifs d'une enquête psychologique sur le territoire
De Gian Paolo Zanetta

Qu'est-ce que l'amiante et pourquoi ce mot fait-il très peur aujourd'hui?

L'amiante est un matériau ignifuge résistant à la propagation du feu en cas d'incendie, c'est un excellent isolant acoustique, sa texture est souple et il ne s'use pas dans ses utilisations multiples. Voilà quelques-unes des qualités qui ont contribué à son succès. Il s'agit d'un matériau qui est tiré des entrailles de la Terre et qui a été utilisé par les Grecs et les Romains. Son utilisation a connu un boum dans le monde industrialisé après la Seconde Guerre mondiale. Pendant ces années l'*eternit* (amiante-ciment) conquiert l'industrie du bâtiment, étant employé dans la fabrication des toits comme des revêtements des parois des écoles, des usines, des maisons. Il devient le matériel isolant par excellence dans les grandes installations de l'industrie pétrochimique, dans les centrales thermoélectriques et les wagons des trains.

Les premiers doutes importants sur sa salubrité n'émergent qu'au moment où l'amiante atteint le faîte de son extraordinaire parabole, vers la moitié des années soixante.

Le mésothéliome représente la maladie la plus grave parmi les maladies liées à l'exposition à l'amiante. Bien que cette tumeur puisse encore être définie comme rare, ces dernières années, on a eu une incidence croissante des cas dans la population et plusieurs observations suggèrent que le « problème » du mésothéliome est destiné à devenir encore plus grand dans les années à venir.

Des études récentes, venant d'Angleterre et des Etats-Unis, indiquent une incidence globale du mésothéliome dans l'ordre de 2,2 cas sur un million d'habitants. En Italie, le taux d'incidence de la maladie s'est élevé à 1,5 nouveaux cas pour 100.000 habitants par an. Il y a, cependant, des endroits où l'on enregistre des chiffres beaucoup plus élevés. Un exemple est constituée précisément par la ville de Casale et de son entourage, un territoire où, actuellement, le taux d'incidence annuelle observé pour 100.000 habitants s'élève à 38 chez les hommes et 23 chez les femmes.

Comme la plupart des tumeurs, le mésothéliome aussi doit son nom à la structure de l'organisme dont il tire son origine: il s'agit d'un tissu spécialisé, appelé *mésothélium*, qui se compose de cellules épithéliales recouvrant les poumons, le cœur, la cavité abdominale et une grande partie des organes internes. Le *mésothélium* est appelé plèvre au niveau des poumons, péricarde dans la cavité cardiaque et péritonéale abdominale et vis-à-vis de ces organes, il assume un rôle de protection puisqu' il est à même de produire un liquide lubrifiant qui en facilite les mouvements. Ce liquide facilite, à titre d'exemple, les mouvements respiratoires des poumons dans la cavité thoracique. Parmi les facteurs responsables de la gravité du pronostic il faut mettre en évidence le manque de sensibilité aux thérapies actuelles disponibles et les difficultés diagnostiques.

Il s'agit, en fait, d'une tumeur qui ne provoque que tardivement l'apparition de symptômes spécifiques, et qui est souvent diagnostiquée lorsque la maladie est déjà bien avancée. Le temps moyen de survie, même avec des oscillations selon les différentes formes de cancer et de leur stade de maladie, s'étend sur un délai qui ne va guère au-delà d'une année. Toutefois, chez les patients dont le diagnostic arrive assez tôt et le traitement est agressif, les chances de deux ans de survie sont de 50% des cas et de cinq ans dans 20% des cas.

La loi italienne actuelle interdit strictement l'utilisation industrielle de l'amiante, mais étant donné que la période de latence de la maladie peut s'étendre sur plus de trente ans, les effets bénéfiques de ces mesures ne sauraient être observés que dans l'avenir. D'autre part, les résultats des recensements des sources possibles d'exposition à l'amiante en ont montré une dispersion importante sur le territoire. Ce qui suggère une diffusion majeure qu'on ne le pensait dans le passé.

Quand j'ai commencé mon activité en qualité de Commissaire de la caisse d'assurance maladie (ex ASL 21) de la ville de Casale Monferrato, j'ai pris conscience du fait que le problème dramatique du mésothéliome ne présentait pas seulement une composante clinique et scientifique mais qu'il entraînait, d'une manière subtile et presque cachée, de très graves conséquences sur le plan social et de l'environnement.

La population de Casale, qui vit depuis des années un drame provoquant des deuils, a mûri la conscience que ce problème lourd comme du plomb se poursuivra pendant des décennies. Or, quels sont les aspects psychologiques affectant les personnes, soient-elles atteintes directement ou indirectement de la maladie?

Voici la réflexion qui a conduit à la mission confiée à l'Université de Turin, et, en particulier, à Mme le professeur Antonella Granieri, dans le but de faire démarrer une enquête sur les aspects psychologiques affectant profondément au niveau clinique la communauté de Casale atteinte de mésothéliome.

L'enquête vise à repérer des facteurs de diagnostic, de pronostic et des thérapies psychologiques pour les personnes et les familles directement atteintes de la pathologie cancéreuse. Cette dernière, manifeste ou latente, est présente chez la communauté de Casale dans son ensemble avec des facteurs de risque exponentiel plus élevés par rapport à la moyenne nationale, étant issus d'un système de causes et de causes concomitantes dues à la présence de l'amiante.

Le démarrage de l'étude n'a pas été facile, considérant aussi certains obstacles et blocages affectifs affectant les opérateurs du secteur qui tendaient presque à ne pas vouloir faire face au problème, pour éviter de plonger dans de sombres profondeurs difficiles à gérer.

Le travail précieux, pour lequel je remercie chaleureusement le professeur Antonella Granieri, permet aujourd'hui de comprendre, en connaissance de cause, deux éléments clés dans le traitement du mésothéliome:

1) l'importance de l'aspect psychologique dans la thérapie
2) l'importance de l'attention au patient, mais aussi à sa famille et à son environnement social.

Au fil du temps, la Caisse d'assurance maladies (ASL) de Casale va essayer de poursuivre dans ces deux directions, afin de s'occuper au mieux non seulement du patient directement atteint de la pathologie cancérogène, mais aussi de sa famille en présence d'une situation de syndrome de stress post-traumatique.

CHAPITRE 2

Une recherche exploratoire portant sur la communauté de Casale Monferrato

De Antonella Granieri

Il y a deux ans, on m'a demandé de coordonner une recherche dont l'aspect exploratoire était très stimulant. Il s'agissait de travailler auprès de la communauté de Casale où l'on observait un nombre très élevé de cas de mésothéliome résultant de l'exposition à l'amiante. On m'a notamment demandé d'analyser l'impact psychologique du phénomène. Cette proposition m'a permis en tant que psychanalyste et spécialiste en psychologie clinique de découvrir à la fois la réalité de Casale et son histoire industrielle liées à la production d'amiante [3] depuis de nombreuses années.

Casale Monferrato est une ville située dans le Piémont oriental, sur les rives du fleuve Pô, ayant comme limites les provinces de Vercelli, d'Alessandria et d'Asti. Le pays, qui s'était presque exclusivement consacré à l'agriculture, dans le passé, au début du XXe siècle s'est ouvert à l'industrie italienne du béton dont il est devenu la capitale. La présence des marnes d'argile dans les environs a été déterminante pour le développement industriel de la ville: la matière première qui en était extraite était ensuite

---

[3] La recherche m'a été confiée en tant que Professeur de Psychologie Clinique et Directeur de l'Ecole de Spécialisation en Psychologie Clinique auprès de la Faculté de Psychologie à l'Université de Turin.

travaillée dans de nombreuses usines de béton ayant pris un essor considérable dans le territoire.

Cette région a fait depuis longtemps l'objet d'une enquête sanitaire et épidémiologique en raison de la forte incidence de pathologies liées à l'exposition à l'amiante, en particulier du mésothéliome pleural. Il s'agit d'un néoplasie tirant son origine du mésothélium, la couche de cellules qui recouvre les cavités séreuses du corps. Elle présente une latence de 25 à 40 ans et sa progression peut causer le blocage pulmonaire et le pronostic est la plupart du temps funeste.

Le travail qu'on a accompli a visé à cerner et à décrire les aspects psychopathologiques nous permettant de saisir, là où il était possible, la souffrance psychique et certaines de ses caractéristiques spécifiques chez les individus directement atteints de la maladie et chez leurs familles. Parallèlement, on a essayé de repérer chez la population de Casale de nouvelles réponses intrapsychiques et de comportement face à la fois aux dommages soufferts et à leur représentation (Rozenfeld, 2007).

L'enquête a donc voulu mettre en évidence les effets psychologiques de la pathologie cancéreuse due à la surexposition à l'amiante chez les individus et leurs familles. Il s'agit d'une réalité impliquant toute la communauté de Casale chez qui l'on enregistre une augmentation exponentielle des facteurs de risque par rapport à la moyenne nationale. Cet aspect est repérable tant au niveau de la conscience individuelle et collective que dans le cadre des institutions en tant que problème général, mais, comme on peut souvent remarquer dans des situations traumatiques, il est très difficile de trouver des solutions efficaces d'accueil, de soutien et de thérapie en présence d'une symptomatologie évidente de syndromes de stress post-traumatique (dont l'acronyme anglais est: PTSD).

Chez les personnes atteintes de ce type de troubles, on décèle la présence de symptômes tels que l'humeur dépressive, les états anxieux, les idées fixes et obsessionnelles, les troubles du sommeil et quelques vécus récurrents. A savoir le sentiment d'être incompris ou maltraité, dus à l'expérience d'avoir vécu un événement catastrophique. En outre il est fort probable que ces personnes souffrent d'un manque de contrôle de la pensée et du comportement.

A propos du syndrome de stress post-traumatique, il est important de mettre en relief que la traduction italienne du Manuel de Diagnostic de l'Association Psychiatrique Américaine (le DSM IV-TR) souligne un "stress" générique, c'est-à-dire la réponse de l'organisme probablement due à des facteurs intérieurs. Personnellement, au contraire, je suis d'accord avec la traduction qui "essaie de rester fidèle à la notion étiologique du trouble, c'est-à-dire à l'idée -qu'on peut partager ou pas- que le 'stress' est causé par un facteur traumatique extérieur (...) à savoir une réaction de l'organisme à un traumatisme (un 'stress post-traumatique')" (Bonomi et Borgogno, 2001).

En tout cas, le DSM IV-TR, tout en introduisant l'idée de facteurs intérieurs pour relever la présence du trouble post-traumatique dû au stress, souligne, les critères suivants: la personne a vécu, a été témoin ou a affronté un ou plusieurs événements concernant la mort réelle ou redoutée, un dommage important ou une grave menace pour son intégrité physique ou pour celle des autres et la réponse de la personne est marquée par une peur très forte, par des sentiments d'impuissance et d' horreur (DSM-IV-TR).

A cet égard la contribution de Krystal (1978) est importante : elle se présente comme le résultat des recherches effectuées sur les survivants des persécutions nazies.

Dans ces cas,il associe l'incapacité d'exprimer et de tolérer les affects au traumatisme psychologique; comme la plupart des patients psychosomatiques, les personnes qui présentent un syndrome de stress post-traumatique souffrent, eux aussi, d'alexithymie, c'est-à-dire de l'incapacité d'identifier ou de verbaliser des états affectifs. Si un traumatisme psychique subi dans l'enfance conduit à un arrêt du développement affectif, les traumatismes émotionnels à l'âge adulte conduisent à la régression du sujet. Dans les deux cas, la conséquence est que ceux qui survivent aux traumatismes ne peuvent pas utiliser les affects en tant que signaux: toute émotion puissante est perçue comme la menace d'un retour au traumatisme initial, ces patients somatisent alors les affects, ou ils essaient de les soigner en exagérant dans la consommation de médicaments, ou alors, dans les cas les plus graves, ils les nient. Toujours selon Krystal, dans ces états post-traumatiques, les sujets peuvent souffrir d'un affaiblissement de leur capacité de s'occuper d'eux-mêmes et d'exercer des fonctions d'auto-consolation et d'autoprotection.

L'histoire de l'éternit, une histoire impliquant des milliers de familles, concernant à la fois les travailleurs et les vicissitudes de leurs souffrances, a été niée depuis des décennies et n'a jamais été affrontée : on ne veut pas voir ou savoir, souvent au nom des enjeux et des logiques économiques. Ce n'est qu'après des combats exténuants qu'on a aujourd'hui pris conscience du danger qui a menacé et qui menace encore la santé de tous.

La santé physique d'abord, mais aussi la santé psychologique à cause de l'impact de l'événement traumatique qui entraîne de redoutables conséquences sur la qualité de la vie des personnes.

L'enquête, menée dans le cadre de la promotion de la santé psychologique et répondant à l'initiative de la caisse d'assurance maladies de Casale (l'ex ASL 21), a étudié trois groupes d'environ 40 personnes chacun. Le premier est représenté par les familles des victimes, le second par des sujets sains qui ne résident pas dans le lieu de résidence géographique des victimes, mais dans le territoire provincial, constituant le groupe de contrôle, le dernier groupe est constitué par les personnes atteintes de la maladie.

Les instruments qu'on a utilisés pour la collecte des données ont été les suivants: le Minnesota Multiphasic Personality Inventory – 2 (MMPI-2) de Hathaway et McKinley (1989) et la forme courte du WHOQOL (World Health Organization Quality Of Life). Le premier est un questionnaire axé sur la personnalité identifiant, de façon valable et fiable, les sujets qui souffrent d'une psychopathologie, sur la base des critères de la nosographie psychiatrique.

Il explore des domaines psychologiques par excellence, tels que les symptômes internes, les tendances agressives, l'auto-perception négative et les problèmes généraux, tout en saisissant les symptômes caractéristiques et les indicateurs de la présence du syndrome de stress post-traumatique. Par ailleurs, j'ai pu intégrer les données collectées à l'aide du MMPI-2 avec celles qu'on peut tirer de la nouvelle version du MMPI-RF, un outil mis à point par Ben-Porath & Tellegen (2008). Cet outil, avec ses 338 items, représente une mesure strictement liée, à la fois sur le plan conceptuel et empirique, aux théories modernes et aux modèles de la psychopathologie et de la personnalité. Le WHOQOL (World Health Organization Quality of Life) -forme courte- : est un questionnaire divisé en quatre domaines d'enquête (à savoir le domaine Physique, Psychologique, le domaine des Relations sociales et de l'Environnement) qui permet au sujet de s'exprimer sur la qualité de sa vie, par le biais des Échelles de Likert.

Le but ultime de la recherche est celui de cerner les dimensions de personnalités psychopathologiques éventuellement récurrentes chez une communauté ayant été obligée et -étant encore obligée- de se confronter tous les jours à un risque important de décès. Les enjeux de l'enquête sous le profil de leur impact social sont doubles: d'un côté il s'agit d'augmenter la sensibilité quant à l'importance que le milieu relationnel, intrapsychique et physique, revêt pour la santé mentale des individus. De l'autre côté il s'agit de déceler et de nourrir toute production subjective inédite qui soit le fruit d'une perception plus consciente du caractère traumatique de la réalité de Casale, mais surtout de l'attribution de sens au dommage subi.

De fait, c'est justement l'attribution de sens qui permet de générer des réponses nouvelles dans la vie des gens traumatisés. C'est dans le processus psychique de la résilience[4] qu'on peut découvrir un sens apte à contraster le non-sens d'une catastrophe. Il s'agit d'une découverte de sens permettant à l'individu de ne pas s'effondrer et de faire quelque chose de ce qui s'est passé. Je fais référence à un type particulier d'expérience qui permet au sujet traumatisé de parvenir à une désidentification[5], à une distanciation par rapport à l'état de victime afin d'atteindre une nouvelle organisation mentale qui lui permettra de demander justice pour la tragédie vécue et cela

---

[4] Je suis d'accord avec Rutter (1990) sur le fait que la résilience ne doit pas être comprise comme un attribut inhérent au sujet depuis l'enfance ou acquis par l'enfant lui-même au cours de son développement. Il s'agit plutôt d'un processus caractérisant à la fois le sujet individuel et son système social à un moment donné. La résilience, en effet, ne peut être comprise que comme un ensemble de processus liés au milieu de vie et intrapsychiques s'accomplissant au fil du temps grâce à des combinaisons favorables portant sur les caractéristiques de l'enfant ou de l'adulte en question, de son milieu familial, social et culturel.

[5] Quant au mot "désidentification" je fais référence, suivant la pensée de Gaburri et d'Ambrosiano (2003), à la « dialectique conflictuelle entre la tension d'appartenance et celle de devenir seulement soi-même [qui] imprègne le contact avec l'Autre et avec le groupe" (p. 58). D'autre part, suivant la pensée des auteurs que je viens de citer, c'est exactement la nature composite du Soi qui "met en évidence que la vie mentale se déroule dans une oscillation continuelle entre les processus introjectifs et les mouvements de désidentification, une oscillation à partir de laquelle il émerge parfois une pensée individuelle" (p. 64). Donc par le mot "désidentification" je n'entends pas tellement un seul acte, mais plutôt la polarité d'un processus évolutif, dialectique - par sa nature idiosyncrasique - et conflictuel.

précisément grâce à des implications d'ordre purement individuel.

Et donc, comment donner un sens à l'absurdité de la tragédie qui a frappé Casale Monferrato?

A Casale il s'est passé quelque chose qui n'aurait jamais dû arriver. Pour créer une représentation psychique de l'événement, il faut donner à la communauté une possibilité d'élaboration, l'opportunité de comprendre les causes (accident, cas, hasard), de communiquer les sentiments que cette réalité, traumatisante à la fois individuelle et sociale, entraîne (la colère, le cynisme, la douleur, l'impuissance, la panique, le désespoir). Il s'agit là d'une démarche à réaliser selon des modalités impliquant à la fois l'individu et le groupe, sans se limiter à la simple demande d'une juste indemnisation. La demande d'indemnisation, de fait, engage des valeurs qui vont au-delà de la sphère économique tout court. Il est surtout question, dans la substance des choses, d'une demande de justice de ce fait concevable comme une expression de résilience.

Pour parvenir à accepter que le lieu sûr dans lequel l'on vit son propre quotidien n'est plus le même, et qu'aujourd'hui les gens meurent de mésothéliome, il est indispensable de prévoir de longs temps d'élaboration.

Ce n'est qu'en prenant contact avec ces émotions que les personnes en souffrance peuvent retrouver une pensée leur permettant de se confronter d'une nouvelle manière au problème de l'eternit. Une confrontation orientée davantage vers l'impact subjectif des effets catastrophiques. Je fais référence à la possibilité d'apprendre à travers l'expérience que les citoyens de

Casale ont vécue et vivent à la première personne, indépendamment de la portée sociale que le problème de l'exposition quotidienne à l'amiante recouvre. Issu du latin « *aeternitas* », l'*eternit* a été traité dans les établissements de l'entreprise qui en a endossé le nom. L'entreprise Eternit a été considérée comme la responsable principale de la propagation des poussières d'amiante. Ouverte en 1906, trois ans après la première production de ce matériel novateur dont le brevet date de 1901, pendant plus de soixante ans l'usine de l'Eternit a représenté pour Casale la principale ressource économique et a transformé la ville en capitale italienne de la production de béton et d'amiante-ciment.

Entre 1906 et 1980 les personnes embauchées dans l'établissement Eternit constituent un total de 4.879 travailleurs: le nombre des embauches a progressivement augmenté jusqu'en 1965, lorsque la société en plein essor, pour répondre aux demandes du marché[6], a dépassé les 2.000 employés.

Le nom générique d'amiante indique l'asbeste, une substance minérale à texture fibreuse. Les fibres d'amiante sont subtiles, souples, pliantes, ignifuges, présentant de grandes capacités d'isolation électrique et thermique à forte température.

Elles sont aussi faciles à travailler, présentent un faible coût de production et offrent de multiples utilisations. En Italie, dans la période de l'après-guerre, l'utilisation de ce minerai a connu une augmentation remarquable dans les bâtiments. Bien que

---

[6] Les autres usines Eternit italiennes, elles aussi de propriété des frères Suisses Schmidlheiny et du belge De Cartier de Merchienne, étaient situées à Cavagnolo, Reggio Emilia, Bagnoli et Syracuse.

l'exploitation de l'amiante date de périodes reculées, on peut parler d'une utilisation massive au niveau industriel seulement à la fin du XIXe siècle. L'ensemble des produits contenant de l'amiante est généralement regroupé dans deux typologies principales en fonction du danger que ces produits constituent pour la santé humaine: les produits qui se présentent dans une matrice solide compacte, tels que les tuyaux et les plaques; les produits de matrice friable, tels que les enduits, les produits textiles, les flocages, le matériau floculé et la production de déchets. L'amiante a été couramment utilisé pour revêtir les plafonds des bâtiments industriels, des installations chimiques et partout où l'on nécessitait des matériaux présentant une grande résistance aux vapeurs corrosives.

La désinformation des citoyens quant au danger constitué par les fibres d'amiante était totale: c'étaient, la plupart du temps, les travailleurs eux-mêmes qui les diffusaient dans leurs foyers à travers leurs bleus de travail, ou qui favorisaient leur propagation dans l'environnement par les fenêtres ouvertes des ateliers.

Cette même désinformation a aussi entraîné l'utilisation imprudente de deux types de déchets de fabrication à Casale: la poudre de tournage, qui s'est avérée être "excellente" pour couvrir les fonds des cours des maisons et des fermes et le feutre de jute (le matériau avec lequel on transportait le mélange d'amiante, ciment et eau), largement utilisé par les propriétaires des fermes comme protection pour les marquises ou comme couverture pour les outils. Souvent on recyclait des déchets d'*Eternit* récupérés dans les décharges.

Le cas des "plages blanches", est emblématique pour ses effets dévastateurs. Ce territoire de la rive du Po, ainsi nommé pour ses vastes incrustations semblables à des couches de rocher, où les citoyens se promenaient durant leur temps libre. Ces couches étaient constituées par des déchets liquides issus de la production et du nettoyage de l'outillage que la société Eternit avait, pendant des années, versés dans la rivière par le biais d'un petit chenal sans aucun scrupule - et je le souligne - dans l'indifférence absolue des autorités.

Voilà autant de raisons déterminant le fait que - au-delà de l'utilisation courante de ce matériau dans l'environnement urbain, à Casale Monferrato, où l'on accordait aux habitants une grande facilité d'accès aux produits de l'Eternit comme aux déchets de la production industrielle - la ville elle-même et ses alentours étaient pratiquement "pavés" avec l'amiante. Depuis les écoles jusqu'aux parvis des églises, depuis les rues jusqu'aux places, c'est ce qui augmentait de façon exponentielle le risque de contamination pour la population.

L'organisation fibreuse de l'amiante n'est pas visible à l'œil nu, il est nécessaire, en effet, de faire un agrandissement d'environ 150 fois pour être en mesure d'en distinguer par contraste la silhouette. Cette structure fibreuse a en outre une caractéristique particulière qui en facilite la séparation en fils encore plus minces et courts qui se volatilisent très facilement dans l'air. La pollution de l'environnement est principalement due à la transformation des matières premières et à l'effritement des produits contenant l'amiante, ce qui est dû au vieillissement des liants, à la friabilité et à la dispersion des fibres qui, une fois libérées, restent longuement en suspension dans l'air, et se soulevent pour le moindre déplacement d'air. C'est ce qui se dépose dans la partie inférieure des poumons des sujets exposés, surmontant, grâce à la forme aérodynamique et aux dimensions minimales, les défenses de l'organisme humain contre les corpuscules externes. Les effets biologiques liés à l'exposition prolongée aux fibres d'amiante connue à ce jour sont l'asbestose et le cancer, ce dernier est de nature pulmonaire et pleurale[7].

L'asbestose est une fibrose pulmonaire progressive se diffusant suite à l'inhalation de fibres d'amiante[8]: ces fibres pénètrent dans le tissu interstitiel pulmonaire et une partie d'entre elles (les fibres courtes) est acheminée par voie lymphatique vers les ganglions lymphatiques de l'iléon pulmonaire[9].

Le mésothéliome menace mortellement la plèvre qui enveloppe les poumons. Mais les autres membranes, qui tapissent les organes creux de notre corps - le péritoine, le péricarde, la tunique vaginale du testicule- ne sont pas exclues de l'attaque. C'est une pathologie essentiellement masculine - cette donnée

---

[7] Le principal facteur de risque pour l'apparition du cancer semble être l'exposition à l'amiante.

[8] Dans l'évolution de la maladie on peut relever l'importance de la quantité des poussières d'amiante présentes dans le lieu de travail, mais il faut également tenir compte de la durée de l'exposition aux poussières, qui est généralement évaluée sur dix ans. Mais il y a aussi des cas d'asbestose qui se déclarent après cinq ans. S'il s'agit d'un milieu de travail avec un taux élevé de concentration de poussières d'amiante, le processus de sclérose aura certainement une évolution plus rapide.

[9] La première description du phénomène remonte à 1899, tandis que le mot "asbestose" définissant la fibrose pulmonaire a été introduit par le médecin anglais Cooke en 1927.

doit être liée à la plus forte exposition professionnelle des hommes aux agents cancérigènes comme l'amiante - avec un rapport homme-femme de 2 à 3 pour 1 et, bien qu'il puisse survenir à tout âge, le pic d'incidence de la maladie peut être situé autour de 60 ans. Les difficultés rencontrées par les medecins au fil des années, dans le diagnostic précoce du mésothéliome et par rapport à son évolution qui est terriblement invalidante et douloureuse, événement catastrophique et traumatique pour la vie des personnes atteintes et de leurs familles. Une caractéristique commune à tous les cas de mésothéliome est la longue latence entre l'exposition et l'apparition de la néoplasie. Contrairement à l'asbestose qui semble présenter une proportionnalité directe entre la quantité et le temps de l'exposition et l'apparition de la maladie elle-même, dans le cas du cancer il n'est pas facile de trouver une relation entre le temps d'exposition et le risque de le développer (Price et Ware, 2005). Il s'agit là d'un aspect qui pèse lourd sur le plan psychologique chez les habitants de Casale. Là-bas, les gens qui n'ont pas été directement exposés à la transformation de l'amiante sont atteints, eux-aussi, par le mésothéliome. La contamination a été décelée, même chez les familles de ces employés de l'Eternit porteurs involontaires, par le biais des vêtements, des fibres de ceux qui travaillaient l'amiante dans l'usine. La survie moyenne depuis l'apparition des symptômes varie entre 12 et 15 mois; aujourd'hui plus de 75% des patients meurent en une année et 5 ans plus tard, le pourcentage touche 100% des cas.

Cette mortalité est due parfois au retard dans le diagnostic et, le plus souvent, au fait que la maladie ne répond que très faiblement aux différents types de thérapies expérimentées et appliquées jusqu'à présent[10] .

Vingt ans après la fermeture de l'usine, ce n'est qu'un tiers des patients souffrant du cancer mortel qui sont des anciens ouvriers, les deux tiers restants sont des habitants de Casale et des villes environnantes. Le cycle de production de l'Eternit a montré un risque élevé, non seulement pour les matériaux utilisés et les méthodes de traitement, mais surtout pour l'insuffisance des dispositifs de protection, ce qui a entraîné la contagion du plus grand nombre[11].

---

[10]   A l'échelle nationale, il existe quatre régions où la mortalité due au mésothéliome est supérieure à la moyenne: la Ligurie et la Vénétie-Julienne, en raison de la présence historique de l'industrie des chantiers navals; le Piémont et la Lombardie, en raison des deux principaux centres de production de l'eternit (Casale Monferrato et Broni, les deux ont été fermés après la loi de 1992 et sont actuellement soumis au désamiantage). Il y a aussi des domaines dans lesquels des fibres similaires à l'amiante sont présentes dans le sol: un exemple est Biancavilla, une mairie sicilienne dans la région de l'Etna, dont le sol est riche en fluoro-édenite, une fibre inconnue auparavant et par la suite découverte après la révélation d'un nombre anormal de cas de mésothéliome dans la population locale.

[11]   La société n'adoptait même pas, par exemple, les mesures de sécurité appropriées dans le transport de l'amiante brut de la carrière à l'usine et des produits finis vers les entrepôts généraux. A partir des années 1970 les dispositions de loi obligèrent à l'utilisation de camions ou des wagons étanches afin d'empêcher la dispersion des poussières d'amiante dans l'atmosphère, mais la société Eternit n'a pas suivi les directives et pendant toute la période de son activité, elle a utilisé des conteneurs non étanches pour le transport.

Aujourd'hui, il est nécessaire que les gens de Casale travaillent avec les institutions. Le désamiantage, la bonification du «polverino», ne pourront être possibles qu'avec le soutien technique et économique des institutions publiques[12]. Il existe des protocoles détaillés à suivre pour cette opération délicate, testés justement à Casale et approuvés par le ministère de la Santé. Avec la promulgation de la loi 257 du 27 mars 1992, l'État italien, sur la base du risque pour la santé de l'homme et de l'environnement, a fixé les règles pour la cessation de l'utilisation de l'amiante et du désamiantage contrôlé. La loi prévoit des avantages économiques pour les entreprises qui modifient leur production et des aides à la retraite pour les travailleurs exposés à l'amiante. Malheureusement, pour la partie restante de la population exposée, comme pour les gens de Casale, la loi ne prévoit pas d'indemnisation.

Pourquoi une recherche chez les habitants de Casale utilisant les outils spécifiques de la psychologie clinique?

La finalité principale a été celle de repérer et d'étudier les dimensions de la personnalité les plus importantes chez les familles des victimes et chez les patients atteints de mésothéliome, par rapport à un échantillon de personnes étrangères à ce type de situation. Des sujets marqués à différents niveaux par l'amiante et par la pathologie cancérigène: c'est-à-dire des sujets, qui se sentent menacés à la

---

[12] "Pour les toits en amiante-ciment ondulé on a une contribution couvrant 50% des frais jusqu'à un maximum de 30 euros par mètre carré " (Bruno Pesce, communication personnelle).

fois dans leur sécurité physique et dans leurs relations à cause de la possible perte de figures importantes dans leur entourage interpersonnel. Une radiographie suspecte, des toussements répétés ou même l'anxiété de voir apparaître des symptômes inquiétants chez eux ou chez leurs proches sont tout autant d'aspects qui ont des répercussions importantes, dans une perspective psychologique, sur la qualité relationnelle des membres de la communauté dans son ensemble.

L'évaluation diagnostique et, l'éventuel traitement psychothérapeutique, de personnes profondément impliquées dans une histoire socio-environnementale complexe et variée, doit tenir compte d'un examen attentif des conditions relationnelles dans lesquelles les gens sont insérés.

En second lieu, on a voulu collecter des informations ciblées, propres à un point de vue subjectif, sur la qualité de vie perçue dans cet espace géographique. La recherche a aussi développé, indirectement, le monitorage de la thérapie psychanalytique et des changements psychologiques afin d'encourager l'analyse des différents types de comportement des citoyens. À ce propos, il faut souligner que dans le climat économique et social actuel il n'est pas facile de concevoir un service de consultation pris en charge par des psychologues cliniciens spécialisés qui soit à la fois en mesure de répondre aux demandes d'aide et accessible et acceptable par tous ceux qui en ont besoin.

En d'autres termes, l'espoir de notre travail de recherche est celui d'identifier les données scientifiques relatives à l'impact que le traumatisme, causé par l'exposition quotidienne à l'amiante,a généré chez les gens de Casale.

Le sujet de la recherche relève, en effet, d'un intérêt qui, selon les programmes régionaux, devrait concentrer à Casale des centres pour l'étude de l'amiante et de ses effets sur la santé, sur l'environnement et sur la vie des personnes.

CHAPITRE 3
Remarques sur l'histoire de l'amiante
De Antonella Granieri

"Le malaise se présentait toujours avec le même rituel et c'était presque insignifiant par rapport à la violence qui le révèlerait, dans un bref délai, aux individus: un pincement douloureux dans le dos, un mauvais présage, mais aussi l'idée rassurante d'une banale douleur intercostale, qui allaient remplir le cœur "(Rossi, 2008, p. 21) [13] . "Dans d'autres cas, un toussement léger et persistant annonçait l'arrivée d'un malaise étrange, décidément hors saison qui accablait les gens de Casale et qui leur faisait dire sur un ton quelque peu ironique 'ça ne va pas trop bien...' (Tofanini, 2005, p. 7). Mais, de fait ... c'était le début du mésothéliome pleural, pneumopathie perfide, sournoise et meurtrière liée à la production de l'amiante. Une apparition tardive et presque toujours irrespectueuse des avertissements contenus dans les bulletins d'entreprise diffusés par les SIL (Services de santé au travail) pour protéger la santé des travailleurs qui souvent récitaient: « *rappelez-vous que fumer nuit à la santé...* ».

L'histoire de l'Eternit, de centaines de familles de travailleurs, a été refusée et n'a jamais été affrontée pendant des décennies. On a préféré ne pas voir et ne pas savoir, dans le sillage

---

[13] Le livre du journaliste Rossi (présenté par Guglielmo Epifani, le Secrétaire général de la CGIL) reconstitue l'histoire du massacre de l'amiante à Casale Monferrato, et a le mérite de raconter avec une grande sensibilité et attention le drame de centaines de familles de Casale.

d'enjeux et de logiques économiques qui, en apparence, étaient préférables pour le "bien-être de tous". Ainsi, à Casale Monferrato un, dix, cent, mille nécrologes ont scandé, comme un casse-tête chronologiquement en vrac, l'épilogue de cette sorte de ruée vers l'or qui avait bouleversé une culture paysanne ancienne, depuis le début du XXe siècle: à savoir la production de ciment. La richesse réelle était représentée par les carrières de marne, une véritable manne céleste pour les besoins de travail et d'argent. Ce fut surtout un flot de gens pauvres venus pour construire la gloire du béton. Depuis la fin du XIXe siècle, l'armée des caves se servait de la main d'œuvre d'ouvriers recrutés chez la plèbe rurale en misère, avec des salaires infimes et coincée dans des conditions de travail à sens unique et dont les premiers signes de protestation causaient la grève patronale. Depuis la fin du XIXe siècle, la quasi-totalité du ciment du Royaume d'Italie venait des usines du quartier de Ronzone, un lieu idéal pour la présence d'un grand nombre de marnes calcaires à courte proximité. Mais il n'y a pas que ça. Casale Monferrato avait aussi un autre atout d'une grande importance stratégique: sa proximité à la mine de Balangero, dans le Canavese, tout près de Turin, un lieu important pour l'extraction d'amiante, dont les caractéristiques sont extraordinaires (flexibilité, indestructibilité, résistance thermique, isolation acoustique, etc.). Dans l'après-guerre, l'industrie de Casale avait atteint son apogée : une centaine de cheminées - récitait un hymne quelques années auparavant "-chantaient la gloire du ciment". Malgré ce type de rhétorique, l'environnement montrait ses premiers dégâts, les fumées étaient de plus en plus denses et âcres, les poussières tombaient sur les maisons et une couche, peu naturelle, blanchâtre couvrait les toits. L'air devenait presque insupportable dans la chaleur de l'été. C'est dans ce contexte que, en 1906, certains entrepreneurs génois, parmi lesquels l'ingénieur Adolfo Mazza, ouvrirent les portes d'une nouvelle usine. Une usine véritablement nouvelle à la fois pour sa structure, pour sa production et pour son nom: Eternit Pierre Artificielle Société Anonyme. Ici on produisait des tuiles plates à base de ciment et d'amiante, une fibre miraculeuse appelée *Eternit*, voulue par son inventeur, le chimiste autrichien Ludwig Hatscher qui l'avait même protégée avec un brevet international. En 1912, l'ingénieur Mazza lui-même avait construit la première machine pour la production de tuyaux en amiante-ciment. Une nouvelle ère allait commencer pour Casale avec le sentiment que ce nom pourrait même mener à éterniser (prophétique autant que lugubre coïncidence) la sécurité économique de la région. Et de fait, les conditions pour que l'optimisme puisse prévaloir étaient toutes en place. L'amiante était un matériau de grande valeur et permettait des performances élevées à un coût beaucoup plus bas que les produits concurrents. De plus, il pouvait être utilisé dans les milieux les plus divers. L'évènement demande qu'on ouvre une parenthèse sur l'issue fatale que l'amiante représente. Il s'agit d'un matériau connu et utilisé depuis l'Antiquité. Mais ce n'est que dans la seconde moitié du XXe siècle qu'il commença à être associé aux nombreux cas de mortalité - trop nombreux pour exclure un lien causal lié à des pathologies pulmonaires.

Les enquêtes épidémiologiques à Casale et des études ciblées ont conduit à la découverte de ce qui est aujourd'hui un fait avéré: l'amiante est une fibre cancérogène qui cause des dommages irréversibles à la santé. En outre, les pathologies liées à l'amiante, comme le mésothéliome pleural (la maladie la plus fréquente à Casale), l'asbestose et le cancer du poumon ont une période de latence de décennies avant qu'ils se manifestent[14].

L'application massive (malheureusement très diffusée) des matériaux en amiante-ciment à Casale et dans les pays voisins, a également conduit à des conséquences encore plus graves par rapport à la «simple» exposition dans l'usine. Il s'agit de ce qu'on pourrait appeler des formes secondaires d'exposition à la pollution.

C'est ce qui ne peut pas être sous-estimé et qui met en danger les vies de nombreuses personnes.

Les études et les statistiques montrent que non seulement l'exposition professionnelle à l'amiante est responsable des pathologies les plus graves mais aussi , ce qui est bien plus alarmant, que même des faibles concentrations dans l'atmosphère entraînent un taux élevé de mortalité chez les populations[15].

---

[14] Amiante: issu du latin scientifique [lapis] asbestos, du grec ασβεστοσ "Ce qui ne s'éteint jamais." Amiante: issu du latin Amiantus et du grec αμιαντοσ «pierre qui ne se consomme pas. »

[15] Pour un bref rappel historique sur les applications de l'amiante: le tournant décisif dans sa fortune a eu lieu entre les dernières décennies du XIXe siècle et les premières décennies du XXe. Un record dans la diffusion de l'amiante s'est vérifié aussi en Italie où, dans la seconde moitié du XIXe, une dame de

Nous ne pouvons que partager ce qui a été récemment écrit: "[...] Nous voilà obligés de nous confronter à ce produit aussi extraordinaire que mortel, en termes de santé dans la ville de Casale Monferrato. Des années après la fin de la production d'Eternit, on relève encore entre 35 et 40 cas de mésothéliome chaque année. Amiante signifie asbestose, le cancer de la plèvre,

---

l'aristocratie lombarde, Candida Medina Coeli Lena Fergandi de Gordova (Val Chiavenna), a travaillé pour améliorer les carrières de sa propriété dans la vallée de Malenco. L'Italie a présenté quelques échantillons de ce minerai à l'Exposition Universelle de Paris en 1878. Le marché mondial pendant dix ans a été aux mains des exportateurs italiens, jusqu'à la fin du siècle, quand on a découvert et exploité des gisements beaucoup plus vastes que ceux des Italiens et riches en matériaux de meilleure qualité, au Canada, en Australie et en Russie. Une nécessité qui a conduit à la diffusion de l'amiante a été, sans doute, celle de remplacer ou de couvrir les matériaux inflammables. En 1903, à la suite d'un grand incendie qui avait causé 83 décès, on avait décidé le remplacement dans le métro de Paris des matériaux inflammables - y inclus les freins des voitures - ou qui produisaient des étincelles, avec des produits contenant de l'amiante. La même chose s'est produite dans le métro de Londres, et puis, en 1932, on a utilisé l'amiante pour le calorifugeage des transatlantiques. Ces événements ont été très publicisés au point de causer un excès de confiance vis-à-vis de l'amiante et jusqu'à en favoriser la diffusion massive dans les écoles, les hôpitaux, les gymnases, les salles de cinéma et dans tous les secteurs industriels. Dans la seconde moitié des années 1950, après l'incendie des voitures ferrovieres jusque-là isolées avec du liège, en Italie aussi s'impose l'exigence d'isoler toutes les voitures de train et les navires avec l'amiante. Au début du XXe siècle la production d'amiante-ciment débute en Autriche. Depuis lors, la propagation du produit, sous ses différentes formes, fut continuelle et très importante par rapport à certains résultats obtenus grâce à son utilisation. Même si cela peut apparaître déconcertant il faut bien constater que l'amiante était présent dans les médicaments jusqu'à à la fin des années '60 pour deux types de préparations, une poudre contre la transpiration des pieds et une pâte dentaire pour les obturations.

du péritoine et d'autres organes. Des maladies qui ont atteint et tué des milliers de personnes et de travailleurs dans tous les pays du monde. Mais les citoyens qui sont entrés en contact avec les travailleurs de l'amiante ou qui ont eu affaire avec le transport de ce matériau ont déjà payé et sont encore en train de payer des prix élevés. Quand on a fait l'autopsie du traiteur, gérant un restaurant face à l'usine de Casale, on a trouvé dans son corps la même quantité d'amiante que chez les travailleurs Eternit " (Loris Campetti, Enquête sur l'amiante, "Il Manifesto", 14 septembre 2006). Et pourtant, le traitement de l'amiante n'a pas encore entièrement disparu. En Afrique et dans les pays de l'Amérique latine comme le Brésil, il est encore fortement utilisé. Il s'agit là aussi d'une raison essentiellement financière: la production d'amiante est depuis près d'un siècle sous un régime de monopole ou presque. En Europe, il y a quatre familles d'entrepreneurs qui contrôlent le marché: la famille Hatschek, dont le fondateur avait fait breveter le composé d'amiante-ciment, la famille suisse Schmidheiny, la famille française de Joseph Cuvelier et celle belge d'Alfonse Emsens, partenaires dans la création de la société Eternit d'outre-Alpes. Ce sont des familles qui n'aiment pas se faire la guerre. Elles aiment plutôt résoudre tout soupçon de controverse offrant des participations sociétaires et des actions. C'est ce qui constitue un extraordinaire exemple d'alliance au sein du capitalisme. Ce n'est que dans les années 1990, que leurs chemins se divisent.

Mais pendant des décennies, leurs noms seront constamment présents dans tous les conseils d'administration d'Eternit

Italie[16], mais aussi des nombreuses filiales d'Eternit présentes en Europe [17] et dans le monde entier. Hatscheck a eu l'idée d'associer l'amiante et le ciment avec une procédure similaire à celle de la fabrication du carton, capitalisant des marges de gain élevé en raison du faible coût des matières premières (l'eau avait un coût minime, le coût du ciment était inversement proportionnel à l'augmentation de sa production, tandis que l'amiante était présent en pourcentage modeste). En plus l'Eternit gagnait sur la concurrence, dont les produits (des métaux et des pierres) étaient plus chers et plus difficiles à transporter. Conscient de l'extraordinaire qualité du mélange, il décida d'utiliser l'amiante-ciment pour produire des revêtements et des couvertures. Puis, en 1904, il édifia à Niederurner, en Suisse, la première usine pour l'exploitation industrielle du brevet. En quelques années, Eternit connu un bel essor et devint une multinationale puissante. Entre les deux guerres, en Italie aussi , il se passa ce qui était déjà arrivé dans d'autres pays industrialisés (ou en voie d'industrialisation): l'amiante entra avec vigueur dans certains types de bâtiments, dans des maisons privées et dans des centaines d'articles d'usage quotidien, parfois même pour des utilisations qu' on pourrait bien définir

---

[16] En 1952, le conseil d'administration d'Eternit Spa, était composé par Adolfo Mazza, son fondateur et président, par Ernst Schmidheiny, vice-président, par André et Jean-Guy Cuvelier et Emsens, conseillers.

[17] L'Eternit allemande, située à Berlin, a été fondée en 1928 avec les capitaux des familles Schmidheiny et Emsens. Et jusqu'aux années 1990, l'entreprise représentait l'une des initiatives les plus importantes qui liait les deux groupes industriels.

aujourd'hui comme "inappropriées" et pour des fonctions qui n'ont aucun rapport avec les propriétés chimiques et physiques de l'amiante. Ce qui aurait pu être tout aussi bien assuré par d'autres substances, certainement non mortelles.

Mais nous pouvons aussi affirmer que l'amiante, avec ses caractéristiques et ses prix compétitifs, a gagné bien des marchés au XXe siècle. On peut se poser la question s'il n'est pas devenu une mode et une réponse à n'importe quelle exigence industrielle et civile. Cela montre un manque de conscience critique, malgré les premiers signes de risque pour la santé des citoyens[18]. Depuis l'absorption acoustique (l'amiante

---

[18] En 1906, un médecin, H. Murray Montagne, face à une commission chargée de se prononcer sur l'indemnisation des handicaps contractés au travail, présenta le cas d'un homme qu'il avait remarqué en 1898 et qui travaillait dans une usine d'amiante et souffrait d'un grave problème de respiration. L'autopsie avait montré que ses poumons présentaient de profondes altérations de type sclérotique que le médecin mettait en relation avec la poussière présente dans le milieu de travail. Murray commença aussi à suggérer que des cas similaires se présenteraient dans le futur avec une fréquence élevée. La même année, on a parlé de 50 morts dans la période comprise entre 1890 et 1895 chez les travailleurs d'une usine de tissage d'amiante de Calvados. Dans les années suivantes les descriptions publiées prenaient soin d'exclure que ces altérations pulmonaires avaient été produites par un processus de tuberculeuse. Ce n'est que dans la seconde moitié des années 1930 qu'on enregistra les premières enquêtes sanitaires dans les usines qui employaient l'amiante. Le résultat fut terrible: deux tiers des 126 radiographies de travailleurs de l'amiante - dont l'ancienneté professionnelle était supérieure à trois ans - étaient pathologiques. Les cas de mésothéliome commencèrent à être décrits dans les années 1940 et 1950. En 1960, certains chercheurs ont rapporté 47 cas de cette maladie observés pendant les cinq années précédentes dans une partie du Sud Afrique où de petites entreprises traitaient l'amiante. Beaucoup de personnes décédées avaient eu une exposition professionnelle à l'amiante beaucoup d'années plus tôt, certains

étant pulvérisé sur les murs ou les plafonds de manière à former une couche molle de quelques centimètres, ce qui offrait une sensation acoustique d'affaiblissement des sons) jusqu'à l'isolation thermique (il s'agissait de la meilleure isolation, voilà pourquoi on a utilisé cette technologie pour contenir la chaleur, par exemple pour envelopper des tuyaux, pour le transport de la vapeur, pour isoler les chaudières et les fours) jusqu'au tissage (transformé dans des combinaisons ignifugés de protection, des manchons en caoutchouc, utilisé pour éviter les brûlures, pour enrober les câbles électriques près des sources de chaleur intense, comme les fours, les chaudières, etc.) et jusqu'à l'isolation des tuyaux (pour transporter la vapeur à haute température), des voitures de chemin de fer, des navires, des autobus. L'amiante s'imposait de toute évidence. En outre, l'amiante mélangée avec des résines synthétiques permettait d'obtenir les garnitures de freins, utilisés pour la fabrication des freins et des embrayages de véhicules. Lors du freinage les garnitures des freins s'usaient, ce qui produisait des particules qui étaient dispersées dans l'air.

La plupart de l'amiante était transformé dans d'autres minéraux, en raison de la haute température causée par le frottement, mais une certaine quantité y persistait. L'usure des garnitures est l'une

---

avaient même joué, quand ils étaient enfants, sur des monceaux d'amiante déposés à proximité des entreprises, une personne parmi eux avait vécu dans le voisinage immédiat d'une de ces usines. Plus tard, des études plus précises ont confirmé l'hypothèse selon laquelle l'apparition d'un mésothéliome doit être interprétée comme un indicateur de l'exposition préalable à l'amiante parfois involontairement et dans un temps reculé.

des causes de la pollution de l'atmosphère par l'amiante. La liste de ses applications est très longue, mais son illustration ne ferait qu'exaspérer un sentiment de rage dû au fait qu'on ait ignoré l'étreinte mortelle du matériau. Cette étreinte a été dévastatrice du moment où l'amiante a été mélangé avec le ciment. En Italie, l'utilisation de l'amiante la plus massive, dans les bâtiments, a eu lieu entre 1967 et 1975.

Avec l'amiante il était possible de créer de nombreux produits tels que des couches plates ou ondulées, des tuyaux, des tuiles, des cheminées, des réservoirs, des enduits, des stucs. Dans les cinquante dernières années, l'amiante a été utilisée dans la production de nombreux articles pour la maison: des appareils électroménagers (des sèche-cheveux, des fours et des poêles pour le chauffage), des toiles de repassage, des poignées pour casseroles, des petits outils ignifugés.

Dans le passé, certains jouets en plastique étaient renforcés avec l'amiante. Ce type d'utilisation est désormais interdit par la loi. L'amiante est « incorruptible »: cette caractéristique l'a révélé comme un matériau idéal dans l'industrie et la construction, mais cela a montré et continue de montrer le revers de la médaille: les fibres d'amiante, qui sont très petites, cent fois plus fines qu'un cheveu, une fois dispersées dans l'air ne se dégradent pas, mais se déposent, ou sont inhalées ou ingérées par les êtres humains, et par là elles polluent l'environnement et l'écosystème de façon irréversible. Dans l'air qu'on respire on trouve fréquemment des fibres comme le coton, la laine, des fibres artificielles, à la fois organiques (tissus synthétiques) et minérales, tels que la laine de verre ou de roche.

En ce qui concerne les fibres d'amiante il faut dire que celles-ci sont si petites et si légères qu'elles sont transportées par le vent pour de nombreux kilomètres et peuvent pénétrer dans nos poumons. Les recherches scientifiques menées sur des groupes de personnes qui ont été exposées pour toute leur vie à l'amiante ont permis de comprendre les maladies dont cette substance est la cause. Le contact des fibres de l'amiante avec l'organisme se passe par inhalation et par ingestion: les pires effets concernent les voies respiratoires par inhalation, mais on ne peut exclure des dommages en cas d'ingestion. Par conséquent de différentes pathologies peuvent se déclencher qui sont caractérisées par une longue "période de latence" entre le début de l'exposition et l'apparition de la maladie.

Le risque pour la santé est directement lié à la quantité et au type de fibres inhalées, à leur stabilité chimique et à une prédisposition personnelle à développer la maladie. Les principales maladies qui peuvent être causées par l'amiante sont l'amiantose, le mésothéliome pleuro-péritonéal, le cancer du poumon, les tumeurs gastro-intestinales, du larynx et d'autres parties du corps. L'asbestose, ou fibrose pulmonaire par l'amiante, est la pathologie spécifiquement liée à une exposition prolongée et intense à l'amiante dans le milieu de travail.

Il s'agit d'une maladie respiratoire chronique, liée aux propriétés des fibres d'amiante provoquant une cicatrisation - appelée fibrose - du tissu pulmonaire; les conséquences sont le raidissement et la perte de la capacité fonctionnelle. Les fibres d'amiante pénètrent avec l'air à travers la bouche et les fosses nasales, puis elles procèdent le long du pharynx, du larynx, de la trachée et des bronches jusqu'aux alvéoles pulmonaires. De nombreuses études ont mis en évidence que le danger des fibres d'amiante est lié à leur diamètre très petit et à leur longueur de plus de cinq millièmes de millimètre.

Il a également été démontré qu'une partie de l'amiante respirée ne peut pas être expulsée et reste dans les cellules où il provoque des irritations (alvéolite): on considère cela comme la première étape de l'apparition des lésions cicatricielles et donc d'une véritable asbestose. Son cours est inexorable, même après la fin de tout type d'exposition. Il n'existe aucune thérapie spécifique pour l'asbestose et donc une guérison des lésions pulmonaires n'est pas possible: si on éloigne le patient du milieu professionnel, l'évolution du cours de la maladie peut s'arrêter, et néanmoins le pronostic reste funeste.

Parmi les maladies pleurales on trouve le mésothéliome, une tumeur maligne qui peut atteindre à la fois les membranes séreuses des différents organes, en particulier des poumons (d'où son nom), et les organes abdominaux (péritoine). Il se présente comme une plaque pleurale: c'est ainsi qu'on appelle les épaississements du tissu pleural (le *mésothélium*[19]) qui sont à considérer comme des indicateurs d'exposition à l'amiante. L'apparition de la maladie n'est pas seulement liée à l'exposition à l'amiante pour des raisons professionnelles, mais aussi à des expositions indirectes ou para-professionnelles: des exemples de cas de mésothéliome ont été décrits chez les résidents dans les environnements des mines d'amiante, dans les villes dans lesquelles le matériau avait été traité et chez les familles

---

[19] Couche de cellules qui revêtent les cavités séreuses du corps

exposées à la poussière accumulée sur les bleus des travailleurs directement exposés. La présence chez les résidents et leurs familles indique que même l'exposition à de faibles concentrations d'amiante peut être dangereuse: dans ce cas la référence spécifique est constituée par les amphiboles et, en particulier, par la crocidolite.

Parmi les effets pathogènes de l'amiante, le mésothéliome pleuro-péritonéal se distingue nettement des autres parce qu'il est davantage lié au type de fibre qu'à l'entité de l'exposition. En général, la période de latence est évaluée à plusieurs décennies et elle peut même dépasser les quarante ans, à partir du début de l'exposition. Les symptômes du mésothéliome sont liés à la compression de l'intestin étant en contact avec la masse tumorale; au niveau des poumons les premiers signes sont constitués par un épanchement pleural, souvent hémorragique, par des rechutes rapides, par l'essoufflement, la toux persistante et l'apparition de quelques lignes de fièvre.

Le diagnostic repose essentiellement sur la présence des symptômes et sur les examens radiographiques. Dans les cas suspects, on poursuit l'analyse médicale avec d'autres tests comme la T.A.C. et l'histologique. Le diagnostic différentiel entre le cancer du poumon se propageant à la plèvre et le mésothéliome est souvent difficile. La progression du mésothéliome est toujours très rapide, et il est accompagné d'une détérioration progressive des conditions générales. Une autre conséquence est le cancer du poumon. Le cancer est une tumeur maligne qui peut atteindre de différents tissus et organes causant des dommages à l'organisme: il s'agit d'une formation de tissu constitué par des cellules malades, des formes « bizarres », et qui ressemblent peu à celles qui sont saines.

Le cancer broncho-pulmonaire est la principale cause de décès chez les hommes: cette donnée a été associée, en dehors du tabac, à d'autres facteurs de risque, y compris l'amiante. Mais aussi d'autres tumeurs sont considérées comme liées à cette substance par exemple: les tumeurs du tractus gastro-intestinal, des reins, du larynx, de l'œil, du système lymphatique et poïétique, de l'ovaire, etc., bien que celles qui atteignent le poumon et le mésothéliome soient les plus importants quant à la fréquence et au risque de mort.

Aujourd'hui les nouveaux cas d'asbestose sont très rares, aussi bien pour la réduction de l'utilisation de l'amiante que pour les interventions de prévention mises en œuvre, mais surtout parce qu'il n'existe plus de situations professionnelles impliquant une haute exposition à l'amiante. Cependant, dans ces dernières années, l'incidence et la mortalité par mésothéliome ont augmenté, probablement en raison de l'utilisation massive de l'amiante dans les années qui ont suivi la Seconde Guerre mondiale.

Une ultérieure croissance est malheureusement attendue dans les années à venir, et puis nous l'espérons, on assistera à une décroissance du phénomène grâce à la réduction de l'utilisation de l'amiante et à l'augmentation des interventions de prévention.

Dans les années du boum industriel d'Eternit, les premières preuves de la nocivité des fibres d'amiante apparaissent:

l'asbestose déjà mentionnée, le mésothéliome et le cancer du poumon. A Casale, deux tiers des personnes atteintes de mésothéliome pleural n'ont pas été exposées professionnellement à l'amiante. Les cas sont en train d'augmenter et concernent des sujets exposés à l'amiante dans leur jeunesse lorsque le système immunitaire était moins prédisposé à former des barrières. Compte tenu de la longue période de latence, les conséquences apparaissent aujourd'hui, mais le pic est attendu pour 2015, l'activité de l'Eternit s'étant étendue jusqu'à 1976/1977, c'est à dire avant le début des tentatives pour contenir la propagation des poussières dans l'environnement. Les chiffres sont alarmants, ce qui révèle la façon dont le problème de l'amiante a été sous-estimé.

En outre, l'entreprise a toujours tenté de minimiser les effets pathologiques sur le corps humain. Les documents officiels sont riches en références sur les centres de recherche sur l'amiante.

Ceux-ci étaient les centres-vitrine des entreprises avec la subtilité d'avoir des noms différents, mais tous liés à Schmidheiny, en particulier le laboratoire de Neuss, dirigé par le Prof, Klaus Robock institut de recherche allemand spécialisé dans la médecine du travail de la production de l'amiante. Dans les années'80, cet institut s'occupait probablement de l'ensemble du groupe industriel. Selon quelques recherches, en 1976, le laboratoire avait coûté environ 980.000 marks allemands, dont 697.000 débités à l'Association des Fabricants Allemands de l'amiante-ciment. En fait, les contrôleurs et les contrôlés étaient les mêmes.

CHAPITRE 4

Etude clinique sur les effets psychologiques sur la population de Casale Monferrato atteinte de mésothéliome

De Antonella Granieri

L'étude que je vais présenter s'inscrit dans le domaine de la promotion et de la protection de la santé psychologique. Cette étude a été réalisée à l'initiative de la Caisse d'Assurance Maladies de Casale Monferrato (ex ASL 21) qui a collaboré avec l'Ecole de Spécialisation en Psychologie Clinique de l'Université de Turin.

L'enquête a été menée sous ma direction avec la collaboration d'un groupe de recherche qui a pour objectif de déceler les aspects psychopathologiques, nous permettant de comprendre à la fois la souffrance des sujets atteints de mésothéliome pleural et de leurs familles. Les données relevées ont été soumises à la comparaison d'un groupe de contrôle.

Les participants

L'échantillon de la recherche est composé de sujets d'un âge compris entre 24 et 85 ans (moyenne = 51,55 ± 14,72) appartenant à trois groupes différents:

Le 1er groupe est composé de 46 sujets indirectement atteints de la pathologie (il s'agit de sujets appartenant à l'environnement familial); l'âge moyen de ce groupe est de 55,54 ±14,01 ans.

Le 2ème groupe est composé de 45 sujets qui ne manifestent aucun signe de pathologie, résidant dans la même zone géographique (groupe de contrôle); l'âge moyen de ce groupe est de 46,31 ± 13,75 ans.

Le 3ème groupe est composé de 17 sujets atteints de la pathologie pulmonaire ; l'âge moyen de ce groupe est de 54,65 ±15,63 ans.

Les autres caractéristiques de l'échantillon examiné sont les suivantes:

- la proportion homme-femme est de 1 pour 4;
- la majorité des sujets sont mariés;
- le niveau d'éducation est le suivant: 33% des sujets a la licence d'école primaire, 17% la licence d'école secondaire, 44% le bac et le restant 6% le diplôme universitaire;
- le 36% de l'échantillon est au chômage.

L'échantillonnage a été mis au point avec la collaboration de l'Association des Familles Victimes d'Amiante et de l'hôpital oncologique de Casale Monferrato. Les sujets inclus dans l'étude n'ont pas montré d'autres maladies concomitantes à la pathologie pulmonaire.

Méthode

Afin de déceler la présence de désordres affectifs et d'analyser la qualité de vie, Nous avons présenté deux questionnaires proposés dans des séances individuelles.

Les outils qu'on a utilisé pour le recueil des données ont été les suivants:

➢ Le Minnesota Multiphasic Personality Inventory – 2 (MMPI-2) de Hathaway et McKinley (1989)[20], dans la version italienne éditée par Sirigatti et Pancheri (1995): il s'agit d'un questionnaire formulé afin d'évaluer les caractéristiques structurelles saillantes de la personnalité et les troubles émotionnels. Cet outil est à même de détecter de façon valable et fiable la psychopathologie, selon les critères de la nosologie psychiatrique. Le questionnaire explore aussi des domaines spécifiquement psychologiques, tels que les symptômes intérieurs, les tendances agressives, l'auto-perception négative et les problèmes généraux. Enfin, le questionnaire identifie les symptômes caractéristiques et les indicateurs de la présence d'un syndrome de stress post-traumatique (PTSD). Récemment, Ben-Porath et Tellegen (2008) ont développé une nouvelle version du MMPI-2, le MMPI-RF, qui avec ses 338 *items* représente une mesure étroitement liée, à la fois sur le plan conceptuel et empirique, aux modernes théories et modèles de la psychopathologie et de la personnalité. J'ai appris l'évolution de cette nouvelle version du MMPI-2 dans la phase d'analyse des données, faisant l'objet de ce chapitre. Cette contingence m'a permis d'intégrer les résultats obtenus avec le MMPI-2 à ceux qui sont apparu grâce à l'utilisation de la forme avec les échelles cliniques restructurées (RC *scales*). Le MMPI-RF se compose de 50 échelles, dont certaines ne sont pas disponibles dans le MMPI-2. Les échelles cliniques restructurées (RC *scales*), qui avaient déjà été présentées à la communauté scientifique en 2003 par Tellegen, Ben-Porath, McNulty, Arbisi, Graham et Kaemmer, ont été développées dans le but d'augmenter le pouvoir de discrimination entre les échelles cliniques, tout en préservant leurs importantes propriétés descriptives. Développées dans le but de clarifier, extraire et mettre en valeur les taxonomies centrales des échelles cliniques, celles-ci sont utilisées pour parfaire l'interprétation de la taxonomie qui les soutend. Au point de vue psychodiagnostique, la contribution que les échelles cliniques restructurées offrent à l'interprétation des échelles de base du MMPI-2 représente l'un des aspects les plus novateurs et saillants. Ayant déjà été introduites dans le *scoring* du MMPI-2, les échelles Personality Psychopathology Five (PSY-5) ont été développées par Harkness, McNulty et Ben-Porath (1995) pour évaluer le fonctionnement, à la fois normal et pathologique, selon une approche dimensionnelle, qui conceptualise les troubles de la personnalité comme des extensions du *range* normal de fonctionnement. Trois Higher-Order Scales sont aussi disponibles qui donnent une évaluation dimensionnelle de la psychopathologie, se concentrant sur les mêmes domaines des trois codes type d'échelles cliniques du MMPI-2, c'est-à-dire le 2-7/7-2, le 6-8/8-6 et le 4-9/9-4. Une série de mesures tendant à évaluer des aspects problématiques liés aux processus d'intériorisation et d'externalisation, des problèmes dans les relations interpersonnelles, et dcs symptômes somatiques, permettent d'approfondir la signification et le contenu des *scores* les plus élevés sur les échelles cliniques restructurées et sur les Higher-Order Scales. Pour atteindre les objectifs de cette recherche on a utilisé les échelles cliniques restructurées, les Higher-Order Scales, et des échelles qui mesurent spécifiquement les symptômes d'intériorisation et d'extériorisation.

➢ La version abrégée du WHOQOL (World Health Organization Quality of Life), qui permet aux sujets de s'exprimer, par le biais des échelles Likert, sur leur perception de la qualité de vie en quatre différents domaines : domaine Physique, Psychologique, des Relations sociales et de l'Environnement.

Procédures d'analyse des données

Le calcul du total des *scores* d'échelle a permis d'observer qu'un sujet du groupe de contrôle avait omis plus de 30 *items*. Nous avons donc exclu de l'analyse le profil du sujet lui-même en accord avec les indications du manuel du MMPI-2.

Nous avons par la suite mené des analyses descriptives des données tant pour les échelles du MMPI-2 que pour celles du MMPI-RF. L'Analyse de la variance (ANOVA) et le *posthoc*

LSD ont été utilisés pour analyser la présence d'éventuelles différences significatives au point de vue statistique entre les trois groupes dans les échelles cliniques du MMPI-2 et dans celles du MMPI-RF. Enfin là où il y avait des différences significatives entre les échelles, nous avons utilisé un modèle linéaire généralisé pour contrôler l'éventuel effet de l'âge.

Résultats

1. *Échelles cliniques du MMPI-2*

Les *scores* moyens présentés dans le graphique suivant ont été exprimés en points T. L'ANOVA a identifié des différences significatives dans les échelles Hs (F $(2,105)$ = 5,75; p <.01), D (F$(2,105)$ = 6,29; p <.01), Hy (F$(2,105)$ = 5,94; p <.01), Pt (F$(2,105)$ = 4,07; p <.01), chez les sujets atteints de la maladie qui présentaient des *scores* plus élevés tant par rapport au groupe de contrôle que par rapport au groupe des familles. Les sujets malades ont donc la tendance à avoir de plus fortes préoccupations pour l'état de leur santé, ils ressentent de façon plus aigüe les sentiments de désespoir et le pessimisme, ils présentent en même temps un plus haut niveau de déni des problèmes et une plus forte incidence de troubles physiques et, enfin, un état d'anxiété généralisée et d'impatience. Il n'y a aucune corrélation significative entre l'âge chronologique et les *scores* sur ces échelles, donc les différences entre les trois groupes ne semblent pas être expliquées par l'âge.

Cependant on peut voir que les *scores* moyens des trois groupes sont dans le *range* de normalité, en effet dans les groupes aucune échelle clinique n'atteint le seuil de 65 points T fourni par le MMPI-2. Par conséquent les différences significatives entre les trois groupes ayant apparu dans quelques échelles doivent être interprétées avec une certaine prudence, comme une plus grande tendance à exprimer les symptômes et les comportements mesurés par les échelles, plutôt que comme une pathologie déclarée.

Figure 1 Profil des échelles cliniques par les trois groupes

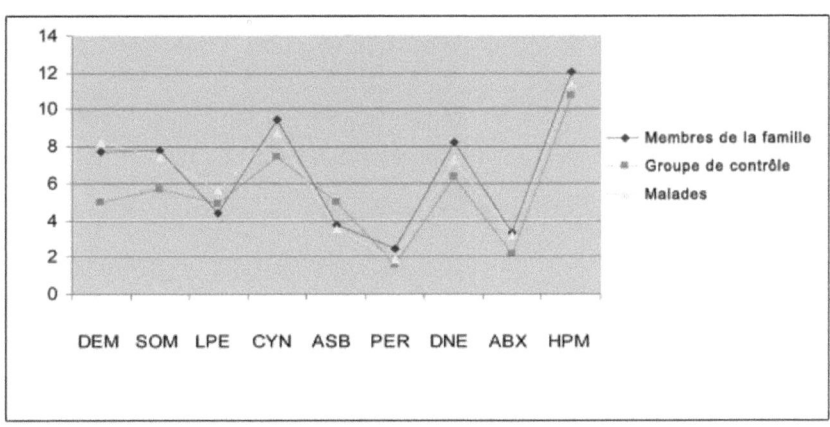

Légende. Dem= Démoralisation; SOM= Plaintes somatiques; LPE= Absence d'émotions positives;

CYN= Cynisme; ASB= Pratiques antisociales; PER= Idées de pérsecution;

DNE= Emotions négatives dysfonctionnelles; ABX= Expériences aberrantes;

HPM= Activations hypomaniacales.

Bien que les *scores* moyens du groupe de malades dans toutes les échelles rentrent dans le *range* de normalité, à partir de la figure suivante on peut observer que le nombre de personnes qui dépasse le seuil de 65 T est plus grand dans le groupe des patients et des membres de la famille par rapport au groupe de contrôle pour les quatre échelles dans lesquelles des différences significatives ont apparu (Hs, D, Hy, et Pt).

Près de la moitié du groupe des malades atteint 65 points T à l'échelle qui mesure l'hypocondrie, en même temps, le pourcentage de sujets qui a obtenu un *score* de plus de 65 points T aux échelles qui mesurent la dépression et l'hystérie, n'est pas négligeable.

Figure 2 Pourcentage de sujets au-délà de 65 notes T aux échelles HS, D, Hy, Pt

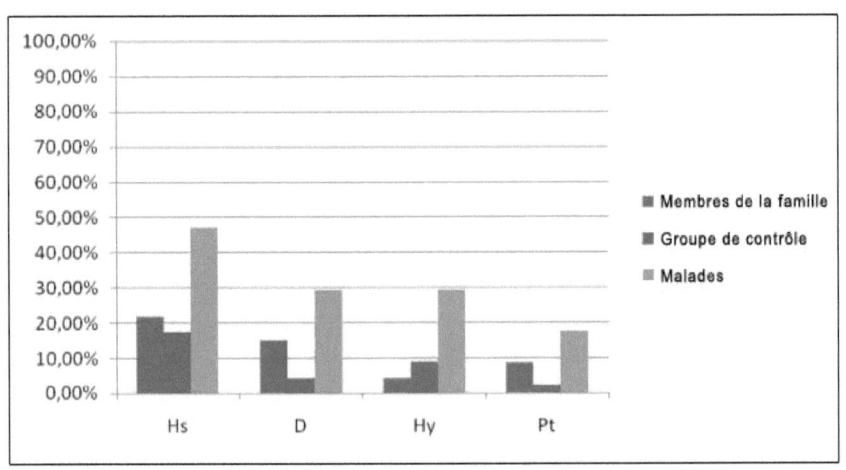

Légende. Hs= Hypocondrie; D= Dépression; Hy= Hystérie; Pt= Psychoasténie

2. Échelles cliniques restructurées

Comme nous avons déjà remarqué, les échelles cliniques restructurées permettent d'améliorer l'interprétation des échelles cliniques. La figure ci-dessous montre les *scores* moyens obtenus par les trois groupes aux échelles cliniques restructurées du MMPI-RF.

Figure 3 Profil des échelles cliniques restructurées par les trois groupes

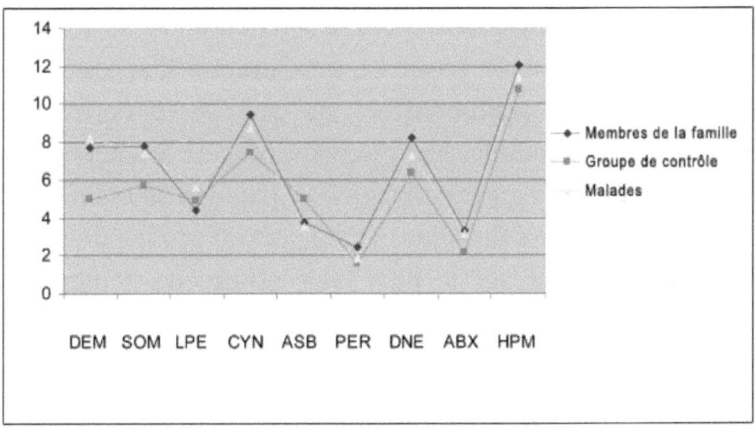

Légende. Dem= Démoralisation; SOM= Plaintes somatiques; LPE= Absence d'émotions positives;

CYN= Cynisme; ASB= Pratiques antisociales; PER= Idées de pérsecution;

DNE= Emotions négatives dysfonctionnelles; ABX= Expériences aberrantes;

HPM= Activations hypomaniacales.

Le groupe des malades et le groupe des membres de la famille ont obtenu des *scores* significativement plus élevés (F (2,105) = 3,36, P <.05) à l'échelle de démoralisation (DEM). La corrélation entre l'âge et la démoralisation n'était pas significative (r = .14, p> .05) au point de vue statistique, donc les différences observées entre les trois groupes ne semblent pas être liées à l'âge. A la fois les patients et les membres de la famille sont donc caractérisés par des niveaux plus élevés de malaise émotionnel, celui-ci étant constitué la plupart du temps par l'insatisfaction et le malheur, par une plus forte sensation de découragement et de démoralisation. Ces deux groupes montrent aussi un plus haut niveau de pessimisme dû à la sensation vécue d'avoir échoué dans le passé et à la crainte d'échouer encore dans l'avenir. Le sentiment de ne pas avoir de ressources suffisantes pour répondre aux circonstances de la vie et d'en être parfois submergés concerne beaucoup plus les sujets malades et les membres de leurs familles par rapport au groupe de contrôle.

Les considérations sur le plus haut niveau de démoralisation chez les patients et les membres de leur famille sont confirmées par les *scores* plus élevés des malades dans l'échelle qui mesure l'absence d'émotions positives (LPE), c'est-à-dire le sentiment d'être malheureux et démoralisé, de ne pas avoir assez d'énergie pour faire les activités quotidiennes et l'important désinvestissement affectif quant à la positivité de la vie. Bien que les différences observées entre les groupes n'aient pas une signification statistique, les *scores* les plus élevés des malades indiquent un sentiment de désespoir plus aigu, la perception de l'isolement, une forte introversion et une plus grande difficulté à assumer des responsabilités et à prendre des décisions par rapport aux autres groupes.

Dans toutes les autres échelles, à l'exception de celle qui mesure les comportements antisociaux (ASB) - qui voit le groupe de contrôle obtenir les *scores* les plus élevés- ce sont les familles à s'écarter des deux autres groupes, bien qu'il existe des différences significatives (F (2,105) = 4.10, p <.05) seulement pour ce qui concerne l'échelle du cynisme (CYN). Donc les membres de la famille, plus que les malades et le groupe de contrôle, perçoivent les autres comme non fiables, comme des exploiteurs, centrés sur eux-mêmes, comme non disposés à fournir aide et soutien. Depuis que le cynisme est, par la statistique, mis en relation avec l'âge (r = 0,23, p <.05), on a pu réaliser l'analyse de la covariance, pour vérifier si les différences observées entre les trois groupes dans le cynisme (F (2,105) = 2.40, P> 0,05) n'étaient pas attribuables à l'âge; le fait qu'à l'analyse de la covariance on perde l'effet significatif du groupe sur le cynisme, nous amène à supposer que les différences observées chez les familles et chez le groupe de contrôle soient moins marquées par rapport à ce qu'apparaissait à la lecture de l'analyse de la variance. Cependant, il reste des différences dans les niveaux de cynisme entre les familles et les malades, qui ne sont pas attribuables aux différents âges anagraphiques.

Bien que les différences dans les autres échelles cliniques restructurées ne soient pas significatives, les *scores* les plus élevés obtenus par le groupe des membres de la famille et par le groupe des malades à l'échelle qui mesure les symptômes somatiques (SOM) méritent une certaine considération.

En effet, les *scores* élevés dans cette échelle indiquent la présence de nombreux problèmes: des plaintes, des préoccupations et des symptômes psychosomatiques en raison d'une certaine difficulté psychologique ou interpersonnelle avec une tendance à ne pas considérer la liaison entre les facteurs psychologiques et les symptômes physiques.

Cela est en accord avec ce qui peut arriver à des sujets avec un syndrome de stress post-traumatique dû au *stress*: c'est-à-dire que des personnes au sommet de leur souffrance peuvent produire une opération mentale caractérisée par la présence d'alexithymie.

3. Le domaine émotionnel, cognitif et comportemental

Les résultats obtenus dans les échelles cliniques restructurées, qui orientent vers la possibilité que les patients et les familles puissent avoir des problèmes émotionnels (internalisation) plutôt que comportementaux (extériorisation), ont la tendance à être confirmés par le profil des échelles qui mesurent spécifiquement le fonctionnement émotionnel (échelle Emotional/Internalizing Dysfunction; EID), cognitif (échelle Thought Dysfunction; THD) et comportemental (échelle Behavioral/Externalizing Dysfunction; BXD).

La figure suivante montre les *scores* moyens obtenus par les trois groupes à ces trois échelles.

Figure 4 Profil des échelles dans le domaine affectif, cognitif, et comportamental des trois groupes

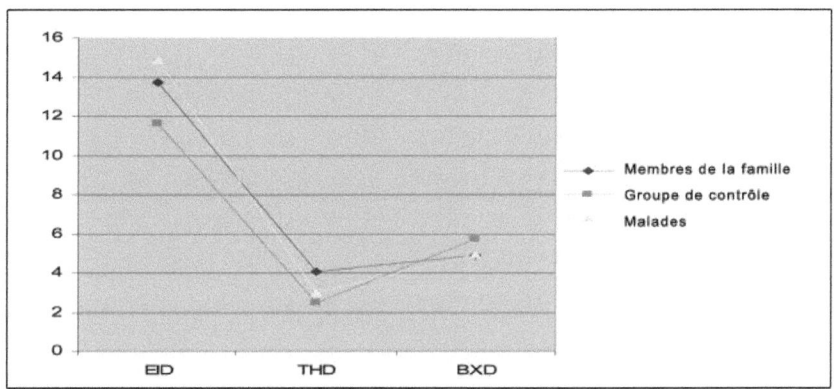

Légende. EID= Troubles émotionnels/internalizes; THD= Troubles de la pensée;

BXD= Troubles du comportement/externalizes.

Le domaine affectif

Bien que l'analyse statistique infférentielle ne révèle pas de différences significatives entre les trois groupes, comme on peut voir dans la figure qui suit les analyses descriptives, on observe des *scores* moyens plus élevés pour les patients et les membres de la famille par rapport au groupe de contrôle.

Ces *scores* plus élevés indiquent une présence plus marquée de tension et d'anxiété, des préoccupations excessives, une plus grande vulnérabilité aux menaces, soient-elles réelles ou imaginaires. Le groupe de patients montre aussi de plus forts sentiments de tristesse, un manque d'énergie important, une faible confiance dans les capacités personnelles à résoudre ses propres problèmes.

Le domaine cognitif

Bien que l'analyse statistique inférentielle ne montre pas de différences significatives entre les trois groupes, comme on peut le voir dans la figure, le groupe formé par les membres de la famille obtient les *scores* moyens les plus élevés ; au contraire les *scores* obtenus par le groupe des malades ne diffèrent pas de ceux du groupe de contrôle.

Les familles, donc, ont la tendance à être plus méfiantes par rapport aux autres (ce qui est confirmé aussi par les *scores* plus élevés dans l'échelle du cynisme qu'on vient d'analyser), et à être vues par les autres comme irritables et désagréables. Par rapport aux autres deux groupes elles montrent une plus grande difficulté de concentration, des problèmes de mémoire, une capacité critique réduite.

Le domaine comportemental

Bien que l'analyse statistique inférentielle ne montre pas de différences significatives entre les trois groupes, comme on peut le voir dans la figure, les malades et leurs familles ont obtenu les *scores* les plus bas. Ces résultats indiquent une tendance de ces deux groupes à ne pas exprimer leurs problèmes à travers un comportement socialement déviant ou inapproprié.

Ces résultats confirment donc ce qui a été déjà dit par rapport à la plus haute tendance tant des malades que des familles à internaliser (par exemple les symptômes d'anxiété et de dépression) plutôt qu'à externaliser (exprimer à travers des problèmes de conduite) leurs difficultés.

4. Les échelles qui mesurent spécifiquement la tendance à l'internalisation

La figure montre les *scores* moyens obtenus par les trois groupes dans les échelles qui mesurent les symptômes d'internalisation.

Aussi bien les patients que les membres de la famille montrent une tendance significativement plus élevée à prendre en considération le suicide et à agir des tentatives suicidaires ($F_{(2,105)}= 4.17$, $p<.05$) ; la statistique r de Pearson révèle une relation tout à fait négligeable entre l'âge et les tendances suicidaires ($r = 0,10$, $p> .05$).

On relève des sentiments d' inefficacité et d'indécision plus marqués de la part des malades et des membres de la famille par rapport au groupe de contrôle ($F_{(2,105)} = 3,58$, $p <.05$); sur la base de la relation significative entre l'âge et l'inefficacité ($r = 0,25$, $p <.01$) on a réalisé une analyse de covariance, qui a montré que les différences entre les groupes dans les niveaux d'inefficacité peuvent être attribuées à l'âge, plutôt qu' au groupe ($F_{(2,105)} =1,62$, $p> .05$).

Les malades s'écartent tant des familles que du groupe de contrôle par un niveau d'espoir inférieur et une plus faible confiance dans leur capacité à résoudre les problèmes (F (2,105) = 1148, p <.001), la relation entre l'âge et ces aspects est significative (r = 0,36, p <.001), mais à l'analyse de la covariance il reste la différence dans les *scores* d'échelle , une différence due à l'effet du groupe (F (2,105) = 6,56, P <.001). Les malades ont donc un plus grand sentiment d'impuissance à l'égard de leurs difficultés et une plus grande tendance à croire que ces difficultés sont insurmontables.

Enfin, les membres de la famille, par rapport aux deux autres groupes, ont un niveau plus élevé de peurs qui inhibe les comportements (F (2,105) = 6,40, p <.001); même dans ce cas, l'analyse de la covariance révèle que ces résultats semblent être expliquées par le groupe (F (2,105) = 5.08, p <.001) plutôt que par l'âge.

Figure 5 Profil des échelles qui mesurent la tendance à l'internalisation dans les trois groupes

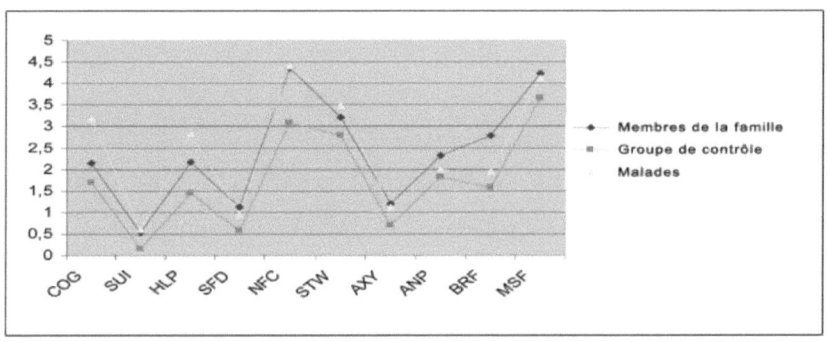

Légende. COG= Désordres cognitifs; SUI= Tendences suicidaires; HLP= Absence d'éspoir;

SFD= Absence d'éstime de Soi; NFC= Inéfficacité; STW= Stress / Préoccupations;

AXY= Anxieté; ANP= Tendence á la colére; BRF= Peurs qui inhibent le comportement;

MSF= Peurs spécifiques Multiples.

5. Les problèmes somatiques

Le profil des échelles qui mesurent les problèmes somatiques confirme ce qui a déjà été discuté ci-dessus en ce qui concerne la prévalence des symptômes psychosomatiques, en particulier chez les membres de la famille et, dans une mesure non négligeable,   chez   les   malades   aussi.   Les   échelles ci-dessous permettent de spécifier la typologie des symptômes. En particulier, on a des différences significatives (F $(2,105)$ = 5.04, p <.01) au point de vue statistique dans l'échelle qui mesure les maux de tête. En effet les membres de la famille ont des *scores* plus élevés que les autres.

La corrélation entre l'âge et les *scores* dans l'échelle qui mesure cet aspect (r = 0,13, p> .05) n'est pas statistiquement significative.

Bien que les différences observées ne soient pas significatives, le groupe de malades par rapport aux deux autres présente des *scores* plus élevés dans l'échelle Malaise (MLS), qui mesure une perception globale de mauvaise santé et une sensation générale de faiblesse physique. Ces sujets manifestent aussi une plus grande présence de symptômes spécifiquement liés à l'appareil gastro-intestinal tels que nausée et perte d'appétit.

Figure 6 Profil des échelles qui mesurent les problèmes somatiques

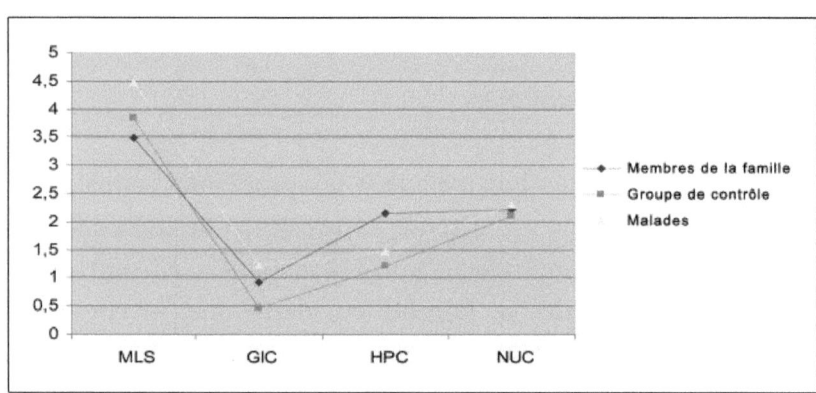

Légende. MLS= Malaise; GIC= Problèmes liés à l'appareil gastro-intestinal;

HPC= Migraine; NUC= Problèmes neurologiques

6. La qualité de la vie

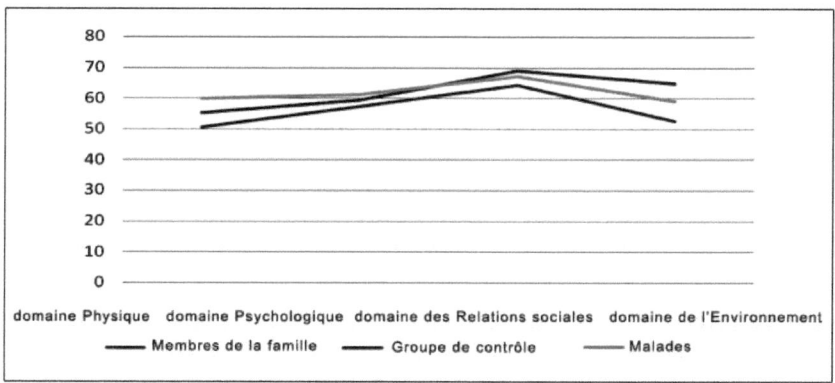

L'analyse statistique a montré des différences significatives dans l'échelle qui mesure la santé physique ($F_{(2,105)} = 3,82$, p <.01) et dans celle qui mesure la satisfaction pour son milieu ($F_{(2,105)} = 9.21$, P <.001). Pour ce qui concerne la santé physique, les malades ont des scores significativement plus élevés que leurs familles, mais non pas par rapport au groupe de contrôle.

Cela semble indiquer que les malades perçoivent un risque sanitaire plus élevé que celui des membres de leur famille, il s'agit là d'un risque qui rend très problématique la qualité de la vie telle qu'ils la perçoivent .

Cependant pour ce qui concerne l'expérience vécue par rapport à l'environnement c'est le groupe de contrôle qui obtient des scores significativement plus élevés que les membres de la famille, tandis qu' il n'y a pas de différences significatives entre la perception des patients et celle du groupe de contrôle.

La discussion des résultats

L'enquête a permis de relever la présence de certaines difficultés émotionnelles entre les patients atteints de mésothéliome et les membres des familles des personnes qui sont atteintes de cette maladie ou qui en ont été atteintes de par le passé.

Bien qu'il ne soit pas possible de conclure que les difficultés qu'on a observées soient directement et exclusivement attribuables à l'expérience de la maladie, l'enquête a identifié des différences importantes dans certaines dimensions psychopathologiques par rapport au groupe de personnes sans problèmes de santé avérés.

En particulier, pour ce qui concerne les résultats obtenus par l'utilisation du MMPI-2, il y a une différence significative entre le groupe des patients et de leurs familles d'un côté et le groupe de contrôle de l'autre, dans les échelles du domaine névrotique (Hs: Hypocondrie, D: Dépression, Hy: Hystérie) et l'échelle Pt (Psychasthénie). Ces données sont compatibles avec l'évaluation clinique de la présence de certaines dimensions qui caractérisent le syndrome de stress post-traumatique de *stress*. Chez les sujets qui manifestent ce type de configuration , on est face à une situation psychique où il y a l'incapacité, à des degrés différents en fonction de la gravité, de reconnaître ou d'exprimer des états affectifs. Il est plus facile d'exprimer leur malaise à travers une symptomatologie purement somatique ou psychosomatique caractérisée par une opération psychique alexithymique.

Pour ce qui concerne les résultats obtenus par l'utilisation du MMPI-RF, on peut observer une élévation significative dans l'échelle DEM (Démoralisation) et LPE (Faibles émotions positives) à la fois chez les malades et chez leurs familles. Il s'agit d'une sorte de découragement et de démoralisation liés tant à la sensation d'avoir échoué dans son histoire de vie personnelle, qu'à celle d'échouer encore dans l'avenir. Cela peut conduire à une forme d'introversion qui est exprimée à travers la difficulté à prendre des décisions soit au niveau individuel soit au niveau du groupe. En effet, le sentiment de ne pas avoir de ressources suffisantes pour faire face aux circonstances de la vie jusqu'à en être submergé et l'anticipation des échecs ultérieurs dans l'avenir est une donnée présentant un intérêt particulier parce qu'elle coïncide avec la présence d'une sorte de résilience chez les habitants de Casale, qui s'exprime à un niveau comportemental, mais qui en réalité n'est pas supportée par la capacité psychique de signifier l'événement traumatique. À cet égard, l'histoire de l'indemnisation montre qu'à Casale la présence de *leader*s, capables d'assumer la responsabilité et de guider la planification et la mise en œuvre du parcours juridique, a été extrêmement importante.

Dans le groupe des familles, on a des différences significatives par rapport aux autres dans l'échelle CYN (Cynisme). C'est ce qui nous montre la difficulté de ces sujets à percevoir l'altruisme et la disponibilité des autres, qui sont perçus la plupart du temps comme des étrangers, non enclins à fournir l'aide et le soutien dont on a besoin.

L'élévation des *scores* dans l'échelle SOM (Symptômes somatiques) enregistrée chez le groupe des malades et chez celui des membres de la famille est très intéressante. Il s'agit d'une échelle qui mesure la préoccupation et les symptômes psychosomatiques issus d'une difficulté à identifier la liaison entre les facteurs psychologiques et les symptômes somatiques. Ce dernier résultat confirme ce qu'on a déjà dit à propos des échelles du domaine névrotique et de l'échelle Pt (Psycastenie) du MMPI-2.

Une différentiation qui montre par ailleurs que le MMPI-RF est un instrument de grand intérêt clinique donnant la possibilité de repérer dans les domaines émotifs, cognitifs ou comportementaux celui qui est le plus concerné par les difficultés du sujet. Dans la recherche présentée, il y a des *scores* moyens plus élevés chez les malades et leurs familles pour ce qui concerne le domaine émotif (EID: Emotional/Internalizing Dysfunction).

Cela met en relief une sorte de plus grande vulnérabilité et de préoccupation de ces sujets par rapport aux menaces réelles ou imaginaires que la vie peut présenter. D'ailleurs le faible investissement émotionnel positif dans la vie - pour ne pas parler de son absence total - comme on a précédemment souligné, se concrétise la plupart du temps par un sentiment de plus forte fragilité par rapport à tout *stimulus* extérieur. C'est ce qui est justement relevé par les *scores* les plus élevés obtenus dans l'échelle EID.

Les résultats du domaine cognitif confirment les résultats obtenus par le groupe des familles dans l'échelle CYN, ce qui peut être synthétisé comme une position individuelle et de relation laissant percevoir une capacité de jugement critique réduite.

Il est très intéressant de relever les *scores* bas obtenus par le groupe des malades et par leurs familles dans le domaine comportemental. Ces résultats permettent d'inférer une plus grande tendance de ces deux groupes à ne pas exprimer leurs difficultés psychologiques à travers des conduites ou des comportements qui peuvent être perçus comme socialement inadéquats. Cette donnée confirme en plus la tendance des patients et des familles à internaliser plutôt qu'à externaliser le malaise.

La centralité des opérations psychiques, visant à rendre privé le rapport avec ce qui est extérieur et menaçant, se manifeste au niveau psychologique, soit chez les patients soit chez leurs familles, par des pensées caractérisées par des sentiments de mort (SUI: idéations suicidaires), un plus bas niveau d'espoir et une faible confiance dans la possibilité de résoudre leurs problèmes (SFD: faible confiance en soi-même et NFC: inefficacité).

En particulier les membres de la famille présentent un niveau de peur plus élevé, manifestant la tendance à inhiber les comportements (BRF: peurs qui inhibent les comportements). À ce propos un discours spécifique doit être fait pour les *scores* qui mesurent aussi la difficulté à abandonner les lieus connus: ces résultats montrent la sensation d'aliénation éprouvée par rapport à la possibilité de se déplacer. Une hypothèse possible est le sentiment d'identité profonde, mûri dans l'événement amiante: ces sujets ne sont plus des gens communs, mais, pour le meilleur ou pour le pire, les familles des victimes. Il se trouve que sous-jacent à ce type de peur, il peut y avoir, d'un côté, le regret de mettre à risque l'identité acquise et, de l'autre côté, le désir de ne pas perdre le contact avec leurs vrais sentiments et traditions. La perte alléguée apparaît beaucoup plus menaçante à cause de la précarité de la vie à Casale. Nous pouvons considérer cet aspect, en accord avec la pauvreté des énergies, dénoncées par ces sujets .Ce qui leur empêche de s'impliquer dans les activités quotidiennes et d'identifier de nouveaux chemins idéatifs.

Les *scores* obtenus dans le domaine des plaintes physiques au MMPI-RF permettent de distinguer la qualité et la typologie des symptômes des sujets appartenant au groupe des membres de la famille et au groupe des patients. Ce sont la céphalée (HPC : mal à la tête) et un sentiment général de faiblesse et de mauvaise santé (MLS : malaise).

En qui concerne les données obtenues par l'administration de la forme courte du WHOQOL, il semble interessant d'observer l'absence d'une différence significative entre la perception de l'environnement du groupe de patients et celle du groupe de contrôle. Ce résultat semble aller dans la même direction des *scores* obtenus dans les échelles du MMPI-RF, et en particulier dans les échelles du domaine émotif (EID), de la faible confiance en soi (SFD), de l'inefficacité (NFC) et des peurs qui inhibent les comportements (BRF).

Les *scores* élevés dans ces échelles du MMPI-RF peuvent indiquer une tendance à concentrer l'attention sur les aspects internes par rapport à ce qui se passe dans les sujets ayant des *scores* élevés sur les échelles qui mesurent l'externalisation. Le fait que les patients, ainsi que le groupe de contrôle, évaluent leur milieu de vie de façon neutre ou positive peut signaler une sorte d'éloignement de cette réalité. Cependant externe au sujet dans ses aspects concrets , un sujet qui, comme nous avons déjà vu, est engagé dans des parcours idéatifs et affectifs se polarisent dans une dimension plus intériorisée. Je me réfère ici à la polarité d'internalisation/externalisation signalés par les échelles du MMPI-RF.

Plus récemment, à la suite de la recherche menée à Casale, une deuxième recherche a été menée avec la même structure méthodologique sur des patients atteints de mésothéliome au dernier stade et *caregivers* (parents aidants) au premier degré (parents, fils, frères) de Casale et de Monfalcone (Granieri et al., en cours d'impression). Dans cette recherche, on a recruté à travers les hôpitaux et les associations locales des malades de mésothéliome au dernier stade qui s'étaient soumis au traitement chirurgical, radiothérapique, chimiothérapique ou immunothérapique contre le mésothéliome. Les travailleurs avaient contracté la pathologie tumorale à cause de l'exposition à l'amiante dans l'établissement Eternit ou dans les aciéries de Monfalcone.L'échantillon final, recruté dans la période 2010/2011, était composé de 27 patients (8 femmes et 19 hommes) avec un mésothéliome au dernier stade, âgés en moyenne de 61.41±8.82 ans; 55 *caregivers* de premier degré (43 femmes et 12 hommes) âgés en moyenne de 56.51±13.66 ans ; 40 sujets sains de contrôle (22 femmes et 18 hommes) âgés en moyenne de 44.63±13.02 ans.

Analysant la variance et confrontant les groupes à travers le test post-hoc de Tamhane, on relève que les 3 groupes diffèrent pour le domaine de la santé psychologique au WHOQOL ($F_{2;119}=14.75$; p<0.001) et pour plusieurs dimensions au MMPI-RF, tels que quali RC3 ($F_{2;119}=4.83$; p< 0.01), MLS ($F_{2;119}=13.36$, p<0.001), COG ($F_{2;119}=5.49$, p<0.01), HLP ($F_{2;119}=9.96$; p<0.001), NFC ($F_{2;119}=5.83$; p=0.004), BRF ($F_{2;119}=7.02$; p=0.001).

Toutes les variables apparues significatives à l'analyse bivariée ont successivement été insérées en tant que variables indépendantes dans une série de régressions linéaires avec la variable groupe en tant que critère. Le modèle partiel a mis en évidence que le sexe ($\chi^2=22.54$; p<0.001), les comorbidités physiques ($\chi^2=14.07$; p=0.001), et les échelles TRIN-r ($\chi^2=11.37$; p=0.01), MLS ($\chi^2=12.57$; p=0.01) et BRF ($\chi^2=9.51$; p=0.01) du MMPI-2-RF ont des effets significatifs sur les différences parmi les groupes. Ces variables ont donc été insérées dans un modèle qui a pu expliquer 66% de la variance des données (Nagelkerke $R2=0.66$). Dans le modèle final toutes les variables indépendantes, à l'exception de BRF et santé physique, présentent des effets significatifs en ce qui concerne les différences parmi les groupes. Par rapport au groupe de contrôle, les malades de mésothéliome se révèlent être : 1) plus souvent des hommes (OR=0.12 ; 95% CI :0.02/0.78 ;P≤0.05) ; 2) qui vivaient en famille (OR=0.08; 95% CI: 0.01/0.51; *P*<0.01); 3) avec des comorbidités physiques (OR=27.43; 95% CI: 3.17/237.50; *P*<0.01); 4) avec des scores plus élevés en TRIN-r (OR=1.99; 95% CI: 1.22/3.22; *P*<0.01) et MLS (OR=1.88; 95% CI: 1.15/3.08; *P*<0.05). Leurs *caregivers*, au contraire, se sont révélés : 1) vivant en famille (OR=0.20; 95% CI: 0.05/0.80; *P*<0.05); 2) ayant une scolarisation plus basse (OR=5.16; 95% CI: 3.17/237.50; <0.05).

Depuis les analyses menées il est apparu que dans notre échantillon les malades de mésothéliome sont plus fréquemment des hommes âgés de plus de 50 ans, cela pourrait dépendre du fait que d'habitude c'étaient les hommes à être embauchés dans les établissements qui travaillaient l'amiante avant sa mise au ban. Leurs *caregivers*, au contraire, se révèlent être plus fréquemment des femmes âgées de plus de 50 ans et cela apparaît cohérent avec le fait que traditionnellement les soins aux malades sont confiés aux femmes et parfois aux filles.

Les patients atteints de mésothéliome subissent une plus grande compromission de la santé physique et des vécus de malaise général, symptômes cognitifs, sensation d'inefficacité, impuissance et désespoir. Leurs *caregivers* aussi ressentent un sens d'inefficacité et impuissance et un manque de confiance en l'autre (élévation de Restructured Clinical Scale 3). Dans ce cadre, on pourrait supposer que pour les *caregivers* la seule modalité de se sentir actifs et de rester à l'intérieur d'un milieu cancérigène, un milieu qui a provoqué la mort de leurs proches, consiste dans la production d'une idéation qui prend des nuances cyniques. Ils se révèlent souvent incapables de se mettre en contact avec les vécus d'altruisme et d'impuissance, l'autre est perçu en tant qu'étranger et peu disponible à leur fournir de l'aide et du support pendant la maladie de leurs proches.

Les cliniciens qui s'occupent de mésothéliome devraient bien considérer ces données, car un fonctionnement psychique de ce genre pourrait compromettre la qualité de la relation que le médecin instaure avec le patient et ses proches. En effet, la non reconnaissance de la part des cliniciens des troubles émotionnels chez les patients atteints de mésothéliome pourrait causer des difficultés pendant la phase de décision à propos du traitement sanitaire à entreprendre et, successivement, une insuffisante adhérence à ce dernier. De même, l'échec dans la reconnaissance de la détresse émotionnelle chez les proches des malades pourrait compromettre la qualité de la relation instaurée et la possibilité d'impliquer ces personnes, en les amenant à un désinvestissement du processus diagnostique et de soin qui se manifeste à travers un moindre recours aux comportements normaux de dépistage parmi les proches des malades. Dans ce cadre, un travail psychologique groupal sur les malades atteints de mésothéliome et sur leurs proches pourrait représenter une modalité possible pour réduire la souffrance psychique chez les deux. Un tel travail pourrait alors représenter un lieu où il serait possible d'exprimer et de signifier, dans la rencontre avec l'autre, la souffrance et le vécu d'impuissance qui colonise le monde interne de ces sujets, en améliorant ainsi la qualité de vie des patients et en réduisant le fardeau des *caregivers*.

CHAPITRE5
La demande d'indemnisation pour l'exposition à l'amiante et la résilience

De Antonella Granieri

Le concept de traumatisme appartient au langage technique de disciplines différentes, comme la psychiatrie et la psychologie clinique, il est présent dans le sens commun.

En effet, la reconnaissance de ce qui est traumatique ne dépend pas uniquement de l'individu, mais aussi de la communauté à laquelle il appartient dans son ensemble.

Par ailleurs, la perception de ce qui est traumatique chez tout un chacun est très sensible aux changements de mentalité du groupe social et géographique d'appartenance. Je parle délibérément de «catégorie géographique» dans laquelle le sujet vit car pour certaines situations traumatiques, comme dans le cas d'exposition à l'amiante, le traumatisme est subordonné aux lieux de production et d'utilisation de ce matériau.

C'est en 1980 que la catégorie de Syndrome de stress post-traumatique (PTSD) apparaît dans le manuel diagnostique DSM-IV et, par conséquent, ont eu lieu les premières indemnisations des victimes traumatisées chez lesquelles il avait été possible de diagnostiquer ce type de désordre.

Cette situation a donné lieu, au fil du temps, à la renaissance du concept de traumatisme[21] psychique grace aux nouvelles et substantielles implications juridiques liées à ce trouble: aujourd'hui, c'est la notion psychiatrique avec le plus grand impact sur le sens commun.

Là où ont eu lieu des phénomènes d'intérêt public ayant des conséquences traumatiques à un niveau physique et/ou mental, tôt ou tard on a assisté au phénomène de la naissance des associations de victimes qui ont lutté pour que les institutions reconnaissent le dommage subi .Contextuellement, au fil du temps, on a assisté à la montée de l'intérêt scientifique quant aux nouveaux outils et aux parcours diagnostiques possibles ayant la même finalité , et cela jusqu'à la naissance d'une nouvelle discipline académique, la psychotraumatologie. Comme je l'ai déjà souligné dans l'introduction de ce volume, d'après ce que Sirigatti dit dans la présentation du texte « *La catastrophe et ses symboles* » : « Bien que la catégorie diagnostique de Syndrome de stress post-traumatique soit largement acceptée, il y a différentes lectures qui sont proposées. D'un côté, on relève une vision étiologique de cause-effet liée à des contingences historiques comme la guerre du Vietnam et les catastrophes naturelles, de l'autre on relève une conception de la psychotraumatologie essentiellement historique et culturelle » (Bonomi et Borgogno, 2001).

---

[20] Les premières études sur le traumatisme psychique furent dans le domaine de la neurobiologie. Depuis 1870, on a commencé à parler de "névrose traumatique", c'est-à-dire une névrose causée non seulement par les éventuelles lésions physiques dues aux changements liés à l'industrialisation, mais aussi par une série de symptômes persistants dus au choque.

Ce qui caractérise cette approche est la centralité attribuée à la psychologie de ceux qui subissent le traumatisme: cette dernière est, au fil du temps, en profonde interaction avec l'événement traumatique et avec ses effets ultérieurs, à la fois physiques, psychologiques et sociaux. Jusqu'à la fin des années 1950, les études sur le traumatisme ont porté surtout sur les effets du traumatisme lui-même, cela en raison aussi de la nécessité de la prise en charge des sujets frappés par des événements si bouleversants.

Ce qui rend traumatique, les catastrophes qui peuvent frapper la communauté (comme les tremblements de terre, la pollution, les guerres) ou l'individu lui-même, tant au niveau psychique qu'au niveau physique (comme les abandons, les décès, les abus), sont la force - plus ou moins importante - de la pression qu'elles exercent sur la personnalité du sujet dans son ensemble. Une pression dont la soudaineté peut provoquer un effet de désarroi chez celui qui en est atteint, le privant de toute capacité de réponse. Souvent la réponse à un grave traumatisme consiste dans une profonde paralysie psychologique, qui ne concerne pas tellement la capacité de penser à ce qui est concrètement arrivé (je fais ici référence à l'évènement en lui-même), mais plutôt sa représentation. Lorsque le traumatisme est reconnu dans le milieu social du sujet, ce sera justement le sentiment de l'injustice subie, partagé par la communauté, à permettre aux individus d'entreprendre un parcours long et douloureux finalisé à signifier ce sentiment[22]

La réflexion qui s'est développée autour du concept de traumatisme et de la pensée du psychanalyste hongrois Sándor Ferenczi, a permis, au sein de la communauté psychanalytique, un regain d'intérêt autour de l'importance fondamentale que détiennent, dans l'histoire personnelle, tous ces évènements de la vie qui confrontent l'individu à des nécessités d'adaptation psychique extremement lourdes;,il s'agit d'adaptations « autonomiques ». (Ferenczi 1920-1932, 1932). Ces adaptations sont caractérisées par des violations généralisées de la spécificité et de la subjectivité du sujet qui peuvent aller jusqu'à nuire à l'intégrité et à la cohérence de sa personnalité et de son sentiment du Soi. Dans ces cas, très souvent, le sujet est dramatiquement obligé de protéger son sens de cohérence interne au moyen d'opérations psychiques visant l'exclusion de la conscience d' expériences extrêmement significatives. Celles-ci restent actives dans l'inconscient et génèrent, la plupart du temps et de différentes façons, une souffrance pathologique (Granieri, 2008).

La généralisation de cette modalité de fonctionnement dans des situations traumatiques implique que le psychologue clinicien approfondisse l'étude, au niveau thérapeutique, justement de cette étape délicate dans laquelle les différents sujets, avec un diagnostic de Syndrome de stress post-traumatique, cherchent,

---

[22] Evidemment, la situation est plus complexe pour ce qui concerne le traumatisme subi par un sujet en forme d'abus ou de maltraitance. Dans ces cas, il est très important que l'enfant ou l'adulte traumatisé puisse faire des expériences relationnelles différentes afin de ne pas vivre des situations pathologiques comme si elles étaient normales.

sans esprit critique, à transformer la douleur en leur raison de vie.

Cette situation va se produire après un certain temps pendant lequel le sujet est accablé par des sentiments dépressifs. Ceux-ci convergent, la plupart du temps, dans une idéation connotée par des images marquées par un profond sentiment de vide et de solitude.

L'étude du concept de traumatisme psychique et des différentes conditions de douleur vécues par les sujets impliqués, nous rapproche de l'énorme variété des réponses possibles. On trouve des comportements répondant à des interventions spécialisées qui visent à contenir, et, petit à petit, à stimuler la réélaboration de l'expérience. Ces interventions sont prises en charge par des psychologues cliniciens spécialisés. Ou alors on peut voir apparaitre, au contraire, des comportements qui se produisent de façon autonome, parce-que les sujets ont été capables, à un certain niveau, d'aller au-delà de la blessure infligée. Les sujets qui manifestent les moyens psychiques aptes à dépasser ce type d'expérience, sans que leur sentiment du Soi en soit effrité, sont définis résilients.

Le mot résilience a ses racines dans le domaine de l'ingénierie civile et dans celui de la métallurgie, où il est utilisé pour décrire la capacité de certains métaux à reprendre leur forme d'origine, après avoir été soumis à une pression déformante.

En psychologie, la résilience est une production subjective inédite. Elle n'est pas le résultat de l'épisode qui s'est produit, mais c'est le fruit de l'attribution de sens que le sujet donne au dommage subi. C'est précisément cette attribution subjective de sens qui génère des réponses originales dans la vie individuelle. Il y a un «avant» et un «après» le traumatisme, et l'idée de mort ou la mort elle-même qui entraîne, et c'est justement la reconnaissance de cette temporalité qui permet de transformer le dommage subi en une potentialité[23].

Le terme résilience est issu du latin, du verbe *resilio* qui signifie "revenir, rebondir en arrière"; dans la langue anglaise il évoque, au contraire, la « robustesse de corps et de caractère», enfin le dictionnaire de la langue française indique une «résistance aux impacts».

La biologie, de son côté, utilise ce concept pour certaines espèces végétales qui se renforcent après les incendies.

La résilience, dans la perspective psychanalytique, nous permet d'observer comment le «sujet lésé» peut retrouver, justement à partir de l'impact du traumatique, la force de découvrir et de suivre de nouvelles modalités comportementales, tout en transformant, là où il est possible, les obstacles en potentialités.

La conduite résiliente émerge de façon inattendue et spontanée après une situation traumatisante: le dommage est transformé en un possible moteur vers des conduites créatives pour le sujet, souvent il donne lieu à une nouvelle vocation, à partir d'un moment important de revendication.

Le sociologue Vanistendael (1996) définit la résilience comme un point d'intersection entre le *coping* - la capacité de faire face aux difficultés - la résistance et la reconstruction d'un

---

[23] J'ai discuté certains passages théoriques et cliniques liés à la résistance dans une correspondance avec la psychanalyste argentine Rozenfeld, experte dans ce domaine.

comportement nouveau et positif dans des circonstances difficiles. L'auteur fait référence à la capacité qui permet à une personne de vivre et de se développer positivement, de façon socialement acceptable, malgré la présence d'un *stress* sévère ou de conditions de vie particulièrement défavorables.

Il souligne que dans la vie, il y a des situations difficiles qui déstabilisent certains sujets, tandis qu'elles sont surmontées par d'autres, ce qui permet à ces derniers une sorte de renforcement du «système immunitaire émotif», les aidant à élaborer et à affronter ces mêmes difficultés[24].

Les psychanalystes Fain et Marty (1964) identifient dans le concept de «mentalisation» un facteur clé de la résilience. Ils font référence au travail psychique que les sujets traumatisés mettent en place contre l'angoisse, la dépression et les conflits de la vie, grâce à l'utilisation de l'espace imaginaire préconscient peuplé par des représentations et des affects.

Fonagy (Fonagy et al., 1994) utilise également le concept de mentalisation à partir d'un préacquis important, à savoir celui d'avoir eu un attachement fiable. Cette dernière capacité dépend des sensations qui précèdent la représentation verbale,

---

[24] Bowlby (1969, 1973, 1979) souligne l'importance de l'attachement pour expliquer la résilience. Il affirme que certains facteurs environnementaux, tels que la séparation maternelle dans l'enfance et la privation des figures parentales substitutives, empêchent une bonne croissance émotionnelle. Winnicott (1965), de son côté, parle de *holding*, c'est-à-dire la capacité de contention de la mère «suffisamment bonne» qui contribue au développement affectif et cognitif de l'enfant.

contribuant au développement normal des fonctions réflexives et émotionnelles de l'enfant.

Dans cette perspective, la capacité de faire face aux difficultés est donc considérée comme une compétence qui se développe dans la dimension relationnelle et qui se renforce dans les expériences qui favorisent un sentiment d'efficacité personnelle et de valorisation du Soi.

Boris Cyrulnik (Cyrulnik et Malaguti, 1999), psychiatre, psychanalyste et éthologue roumain, affirme que la résilience se développe dans l'environnement: il s'agit d'une capacité que tous les sujets peuvent développer grâce à l'intersection de facteurs génétiques, familiaux et environnementaux. Il ne fait pas référence à une liste de qualités d'un sujet, mais à un processus que, depuis la naissance et jusqu'à la mort, l'individu développe dans l'interaction avec son milieu. Il s'agit d'une qualité mentale qui peut varier en fonction des circonstances, des facteurs traumatiques et des moments de vie[25]. Nous ne parlons pas d'une sorte d'invulnérabilité: les enfants qui deviennent résilients, par exemple, sont vulnérables comme les autres; ce qui les caractérise est le fait d'avoir été blessés, une blessure qui va persister tout au long de leur vie. Ils deviendront humains justement par le biais de la blessure elle-même.

Cependant, comme la psychanalyste argentine Rozenfeld (2007) nous le rappelle, la résilience n'est pas un avantage universel. En effet, si tel était le cas, il n'y aurait pas d'individus

---

[25] Le psychologue Cyrulnik représente un exemple utile pour comprendre la résilience: il a vécu l'Holocauste, au cours du quel il a perdu toute sa famille et il a été élevé par une autre famille que la sienne.

qui se réfugient dans la maladie face au dommage et à la souffrance subis. Dans ce sens, les études réalisées par le psychanalyste Bourguignon (2000) confirmeraient que la résilience ne protège pas d'un traumatisme, de la symptomatologie ou de la maladie.

Les données de notre recherche montrent que la plupart des familles des victimes de l'amiante, malgré la douleur, ont réussi à réclamer justice et sécurité sur le lieu de travail. Tout cela a pu se produire grâce au soutien politique, à la coopération avec les différents médias, aux batailles et aux plaintes sociales et juridiques. Il s'agit là d'une démarche qui, au fil du temps, a permis de donner du sens à la souffrance, et c'est cette même démarche qui a permis une certaine contention psychique du déferlement des émotions. Les différents sujets ont ainsi porté témoignage sur leurs ressources, leurs aspects vitaux, sur l'énergie qui presse et qui grandit, petit à petit, en faveur de la justice et de la vie.

Suivant la pensée de Rozenfeld nous pouvons affirmer que les protagonistes de l'évènement ont été à même d'invoquer la nature libératrice de l'acte créateur pour empêcher que quelque chose de leur condition humaine ne meure.

Ces déclarations sont confirmées, sur le plan de la recherche, par certaines données relatives au groupe des familles des victimes. Les résultats, comme nous l'avons déjà remarqué, ont été obtenus à travers un questionnaire sur la qualité de la vie. Les différentes sections du questionnaire visaient notamment le repérage des critères que les sujets utilisent pour évaluer le niveau de qualité de leur vie et de leur milieu contextuellement à leur conception personnelle de bien-être psychologique.

Les questions portaient donc sur les conditions actuelles de vie, sur l'évaluation de son propre passé et sur les attentes pour l'avenir.

Le traitement des données collectées dans le parcours de recherche et l'analyse des résultats montrent qu'à Casale la concomitance de plusieurs facteurs a été déterminante: depuis le soutien politique et social, jusqu' à la participation, à l'action collective et à la demande d'aide aux professionnels, dans le but obtenir un support à l'information. C'est ce qui a contribué à la création d'un espace mental chez le sujet où il peut se confronter avec sa propre capacité de ne pas se sentir complètement à la merci des événements. Il s'agit d'un lieu où le sujet peut faire davantage l'expérience d'un espace de liberté d'action. De cette façon, a pu s'exprimer une sorte de résilience active qui s'est cependant manifestée surtout sur le plan des comportements et non pas sur le plan d'une nouvelle signification. Il s'agit d'une «adaptation au milieu» associée à des relations sociales adéquates et à un juste contrôle des situations problématiques, mais elle n'est pas soutenue par la recherche de l'écoute, du soutien psychologique et de l'expression des émotions. Les histoires des familles des victimes souvent révèlent une difficulté à montrer les sentiments et à décrire leurs émotions et cela peut arriver jusqu'au déni du problème "mésothéliome". Parfois, ce problème semblait ne pas exister, comme s'il pouvait être neutralisé tout simplement par des attitudes fatalistes à propos de la possibilité d'être atteints de cette maladie. Il s'agissait là d'une tentative de mettre entre parenthèses l'événement problématique, en reléguant l'incertitude à l'événement critique et sauvant ainsi l'identité personnelle et sociale.

Il est très important de souligner que la résilience ne tire pas sa force uniquement des conditions physiologiques des sujets: le travail psychologique reste de fait un instrument unique pour ces sujets qui ne sont pas à même de réaliser tout seuls un chemin de recherche de sens par rapport à ce qui s'est passé dans leur histoire personnelle. C'est ce qui leur permet de reconnaître et de faire face à leur douleur tout en lui donnant un sens. Le sentiment d'avoir un rôle actif dans l'élaboration d'un traumatisme aide la formation de l'unité du Soi et permet de ne pas se percevoir comme tout à fait impuissants.

CHAPITRE 6

Entrevue avec l'avocat Sergio Bonetto
De Michele Ruggiero

Monsieur Bonetto, pendant le procès de Turin contre les dirigeants du groupe Eternit, la défense d'un des accusés a pris une position nette de refus de la demande d'indemnisation présentée par les parties civiles pour le stress dérivé de l'exposition permanente à l'amiante et à ses fibres létales. D'après des enquêtes, des recherches, des études épidémiologiques, sereinement acceptées par la jurisprudence et par la littérature médicale, le danger d'être atteint de mésothéliome pleural ou d'autres pathologies provoquées par l'asbeste est directement proportionnel au degré d'exposition dans le temps à ce minéral. Pouvez-vous résumer le raisonnement de la défense ?

Déjà, lors de l'une des premières audiences, celle du 8 Février 2010, les avocats défenseurs du magnat suisse Stephan Ernest Schmidheiny – accusé, avec le baron belge Louis De Cartier De la Marchenne, de catastrophe criminelle – avaient demandé l'exclusion des sujets qui s'étaient constitués « *partie civile pour ces dommages provoqués par l'exposition à l'amiante qui ne tiraient pas leur origine d'une quelconque maladie, mais qui avaient été provoqués par le trouble émotif et par la souffrance intime dus à l'exposition au danger de tomber malades, prétendant que ces dommages étaient manifestement infondés et non prouvés ».* Au cours du débat - à la présence d'autres défenseurs des parties lésées, en premier lieu des avocats du Tribunal de Turin Mariagrazia Napoli et Carlo Marengo, Jean Paul Teissonniere du Tribunal de Seine-Saint Denis et Sylve Topaloff du Tribunal de Paris - on est revenu sur ces affirmations pour contester une position devenue fondamentale pour l'issue du procès. Aujourd'hui, indépendamment de l'arrêt qu'à l'heure de la présente interview nous ne connaissons pas encore, nous considérons que le problème de la reconnaissance du dommage lié à l'exposition aux fibres d'amiante (en tant que conséquence directe du comportement contesté aux accusés) a acquis une importance centrale pour la définition des dédommagements prévus et demandés.

Je vous interromps car à ce moment de l'interview je crois qu'il est nécessaire de résumer brièvement la stratégie de défense de vos assistés. Il s'agit d'une stratégie qui ne s'est pas limitée à demander une indemnisation uniquement pour les dommages engendrés et soufferts à cause « du stress émotif ou de la souffrance morale », mais qui a visé à obtenir réparation aussi pour les dommages qui ne sont pas relatifs au patrimoine - ceux-ci étant la conséquence de l'exposition aux fibres d'amiante.

Exactement. En tant que conseil de la défense, nous nous sommes proposé d'aller au-delà des cas où l'apparition d'une pathologie de type psychique (temporaire ou permanente) a été prouvée, à cause de la prise de conscience de potentielles « victimes attendues ou désignées ».

En d'autres termes, le problème qui se pose est le suivant : si le comportement contre la loi des accusés a provoqué (et provoque encore) le risque concret de contracter des pathologies spécifiques, est-ce que cela comporterait pour les accusés une obligation à indemniser ce risque ? La réponse donnée par les responsables civils (l'entreprise citée en justice) et par les accusés a été catégoriquement négative. A leur avis, au-delà des cas où le risque s'est concrétisé en une pathologie psychique ou en une pathologie qu'on peut directement faire dépendre de l'amiante, aucune obligation d'indemnisation ne subsisterait. D'après eux, en effet, le fait qu'un nombre indéfini de sujets ait vécu ou continue de vivre sous une sorte d'épée de Damoclès, soumis à la possibilité concrète de contracter des pathologies graves - comme conséquence directe des comportements criminels des accusés Schmidheiny et De Cartier - est tout à fait sans conséquences sur le plan du dédommagement. Les avocats de Becon, la société suisse qui contrôle le groupe Eternit, ont ajouté un élément d'un singulier intérêt sur un plan psychosociologique, au-delà du plan plus strictement juridique : « on ne peut jamais envisager une indemnisation en l'absence d'une claire conscience du risque de la part de celui qui y est exposé ». Un axiome qui, si appliqué à la vie quotidienne, pourrait mettre en péril plus d'un facteur sur lequel se base la cohabitation civile des sociétés avancées dans le domaine du droit. Bref, une interprétation excessivement créative du rapport entre celui qui provoque le dommage et celui qui le subit, comme si les deux articles de loi dont on conteste la violation aux accusés n'avaient pas été formulés dans le but d'assurer l'intégrité et la sécurité publiques, soit d'éviter que l'intégrité et la sécurité publiques soient exposées à un risque concret. Mais si le risque se concrétise il y a responsabilité pénale.

Il paraît évident que, dans ce cas, le législateur italien a considéré le risque comme un dommage au détriment de la communauté, celle-ci étant perçue comme un ensemble significatif d'individus. Au contraire, en l'absence de danger concret, il n'y a pas de délit et il ne peut donc pas y avoir dommage au détriment de la collectivité, mais si le danger subsiste et que le délit se réalise, le dommage au détriment de la collectivité se matérialise.
Et ce dernier s'accompagne d'un dommage psychique - j'aimerais le rappeler s'il était nécessaire -.

Bien sûr. En même temps on ne peut penser qu'il est indifférent pour les individus d'une collectivité de vivre dans une condition d' « attente », tout autre que messianique, par responsabilité d'autrui… et cela indépendamment du degré de conscience que la victime potentielle a de sa condition. A ce propos il me paraît que les affirmations des responsables civils des sociétés citées en justice n'ont aucun fondement. Ces dernières ont fait référence à la jurisprudence française présentée et, suivant ces affirmations, dans le système italien il n'y aurait pas une norme qui punisse la « *mise en danger d'autrui* ». Quelle autre signification auraient donc les normes suivant lesquelles le

Procureur Raffaele Guariniello a instruit le procès à charge des deux accusés ?

Voici l'énoncé de l'article du code pénal français : *Section 1: Des risques causés à autrui Article 223-1 Le fait d'exposer directement autrui à un risque immédiat de mort ou de blessures de nature à entraîner une mutilation ou une infirmité permanente par la violation manifestement délibérée d'une obligation particulière de prudence ou de sécurité imposée par la loi ou le règlement est puni d'un an d'emprisonnement et de 15.000 euros d'amende.*

Comme nous le voyons, pour la législation française aussi ce délit est criminel et s'intègre – ce qui est témoigné par un grand nombre d'arrêts – à la violation des réglementations pour la sauvegarde de l'intégrité physique. Dans le cas spécifique, le législateur français détecte la violation des normes qui ont pour but de réduire l'exposition des travailleurs aux poussières d'amiante et veille à ce que ceux-ci soient informés sur les risques du traitement des déchets de fabrication. Ce sont là justement les sujets affrontés dans le procès Eternit de Turin.

Il faut aussi considérer, dans le cas des pathologies provoquées par l'asbeste, la longue période de latence de la maladie : d'où les statistiques qui rapportent d'innombrables cas de pathologies déclarées. Qu'est-ce que cela signifie? Au point de vue juridique que la condition d'un risque concret, auquel sont exposés de nombreux individus, détermine une lésion injuste et concrète à un bien primaire. De quel bien s'agit-il ? La « tranquillité », pourrait-on instinctivement répondre, si cette dernière ne pouvait pas aussi être assurée par l'ignorance des risques ou par une indifférence individuelle. Mais, le code civil italien à la main, il est clair que le bien dont on parle est le droit universellement reconnu que chaque citoyen a de ne pas être exposé par autrui à un risque fortement mortel.

La conscience du risque est selon la formule latine un quid pluris non indifférent, mais purement éventuel selon la jurisprudence. Et, pour banaliser, cette affirmation trouve confirmation dans un dicton populaire italien qui dit «loin des yeux loin du cœur » (cette expression n'est heureusement pas utilisée par les tribunaux). Mais, et je souligne que ce « mais » réapparaît malheureusement si nous réfléchissons sur les longues décennies pendant lesquelles des milliers d'individus ont été (et sont) exposés au risque, soient-ils travailleurs ou pas, si nous nous penchons sur le parcours tortueux auquel leur conscience a été exposée... Nous parlons de la population du territoire de Casale dans son ensemble et de celle d'autres territoires où il y avait des établissements industriels Eternit analysés au cours du procès (Bagnoli Napoli, Cavagnolo dans la province de Turin, Rubiera de Reggio Emilia), des populations qui se trouvent – métaphoriquement – dans la même situation qu'on pourrait observer chez un groupe d'individus qui chaque matin est la cible d'un tir d'arme à feu. Des coups létaux, ou presque létaux, qui n'atteignent pas la cible sinon après plusieurs tentatives et de manière fortuite au point de vue statistique.

C'est le nœud de l'histoire tant pour le préjudice physique que pour celui psychique. Et il m'est difficile, aussi bien en tant qu'avocat qu'en tant que simple citoyen, de comprendre comment les accusés et les responsables civils puissent imaginer qu'une telle activité qu'on pourrait définir de tir à la cible ne porte pas atteinte au droit (fixé directement par les normes d'incrimination) de chaque composant du groupe des potentielles victimes à ne pas être soumis au danger concret d'atteinte à sa propre intégrité. Et on ne comprend pas pourquoi les effets de ces comportements contre la loi ne seraient indemnisables que dans le cas où la victime aurait pleine conscience du risque, alors qu'ils ne le seraient pas si la victime ignorait le danger concret auquel elle est exposée. Une horreur juridique qui n'est envisagée dans aucun code pénal de sociétés occidentales, justement car la collectivité est protégée par des normes d'incrimination, indépendamment d'une quelconque évaluation subjective des victimes. Tout au contraire.   Dans le cas Eternit, le débat d'instruction est allé encore plus loin jusqu'à soutenir que l'éventuelle non-connaissance de la condition de danger est la conséquence directe du comportement criminel des accusés qui ont opiniâtrement évité de fournir, tant à leurs salariés qu'aux populations exposées, les informations dues - et fondamentales - quant aux risques spécifiques dérivant des activités industrielles qu'ils géraient. L'idée qu'un tel comportement - contraire à la loi et à l'intégration des règles du code pénal contesté aux accusés - est dépourvu de conséquences de dédommagement paraît tout à fait immotivée. En tout cas, se constituant partie civile, les victimes ont démontré d'être pleinement conscientes du danger concret dans lequel elles avaient vécu ainsi que leurs familles atteintes de pathologies dépendantes de l'amiante.

Par ailleurs, les résultats de la phase d'instruction ont également mis en évidence qu'au fil des années, les potentielles « victimes attendues » ont amplement pris conscience, malgré l'opiniâtre silence des accusés et des responsables civils, de la concrète situation de danger qu'elles étaient en train de vivre. A ce propos, je vous invite à lire, entre autres, les déclarations de l'ancien maire de Casale Monferrato, Riccardo Coppo - qui a, le premier, interdit l'usage de l'amiante et qui a concrètement bloqué l'activité Eternit par une ordonnance communale, en 1985, sept ans avant une loi de l'Etat, celles de l'oncologue Daniela De Giovanni - médecin de l'Hôpital Civile de Casale, le livre d'Antonella Granieri dans son édition Italienne, les travaux des épidémiologues Corrado Magnani, Paola Dalmasso, Annibale Biggeri, Cristina Ivaldi, Dario Mirabelli, Benedetto Terracini dans « Increased Risk of Malignaiit Mesothelioma of the Pleura after Residential or Domestic Exposure to Asbestos : A Case Control Study in Casale Monferrato, Italy ».

Le raisonnement mène tout droit à la quantification du dommage qui dérive de l'exposition à des risques mortels, auquel s'ajoute la condition subjective d'incertitude qui est destinée à s'approfondir au fil du temps, et qui procède en parallèle avec une vulnérabilité psychique qui ne cesse de s'accroître. Cela dit, vos demandes de dommages et intérêts sont allées au-delà de ce raisonnement, grâce aussi – il faut le rappeler – à un autre arrêt pour mort sur le lieu de travail : l'incendie de l'aciérie ThyssenKrupp, qui a eu lieu dans la nuit entre le 5 et le 6 Décembre 2007.

Exactement. Il s'agit des motivations évoquées dans l'arrêt de la Cour d'Assise de Turin du 15 Avril 2011 sur le cas Thyssen Krupp, déposées en Novembre 2011. Au cours de ce procès, entre autres, de nombreux travailleurs, qui n'avaient pas subi de dommages physiques ou psychiques en conséquence de l'incendie, s'étaient portés partie civile demandant exclusivement la réparation du préjudice extrapatrimonial conséquent à la violation prolongée, contestée aux accusés, de l'article 437 du Code Pénal. La période en question était d'à peu près deux ans. Parmi les travailleurs qui s'étaient portés partie civile, tous n'avaient pas travaillé pour Thyssen Krupp sur la totalité de la période en question. Cependant la Cour d'Assise, tout en condamnant les imputés pour la violation qu'on leur avait contestée, a reconnu l'existence du dommage, et a arrêté l'indemnisation définitive, à titre de *"d'indemnisation du dommage extrapatrimonial"*. Les juges ont reconnu 50.000 euros à ceux qui avaient travaillé auprès de l'établissement turinois pendant la totalité de la période contestée et 5.000 euros à ceux qui avaient démissionné au cours des mois précédant l'incendie. Dans le cas de l'Eternit, ce qui est mis en relief c'est la « catastrophe environnementale ». Il s'agit d'une catastrophe qui rentre totalement dans la notion accueillie par la jurisprudence de légitimité qui à son tour s'appuie sur deux traits distinctifs : le caractère dimensionnel et le caractère offensif. Le premier se traduit en *"un évènement destructeur de proportions extraordinaires même si celles-ci ne sont pas nécessairement démesurées- qui soit en mesure de produire des effets nuisibles graves, vastes et complexes* » ;

le deuxième se définit comme « *un évènement qui doit provoquer…un danger pour la vie ou pour l'intégrité physique d'un nombre indéfini d'individus, sans que la vérification effective de la mort ou des lésions d'un ou de plusieurs sujets soit requise* », selon l'indication de la Cour Constitutionnelle, arrêt 237 du 1er Aout 2008.

Donc, face à un type de délit tel qu'on l'a décrit, non seulement ceux qui ont subi un préjudice à leur santé - dans le sens de l'atteinte à leur intégrité psycho-physique (dommage biologique) - doivent se considérer légitimés à la demande des dommages et intérêts, mais aussi ceux qui ont subi et subissent une exposition au risque de contracter éventuellement des maladies, même en l'absence d'une lésion vérifiée à l'intégrité psycho-physique, ou d'une insuffisance, à ce moment-là, des éléments pour délibérer sur la pathologie, quand il y a eu et qu'il subsiste encore l'exposition au danger.

Il s'agit en effet d'un délit qui cause plusieurs dommages à l'environnement, à l'intégrité publique, à l'intégrité des victimes dans leurs sphères privées. Il faut par conséquent affirmer que, dans le domaine de la catégorie générale du préjudice extrapatrimonial, la formule « dommage moral » ne prévoit pas une sous-catégorie autonome de dommage, mais décrit, parmi les possibles préjugés extrapatrimoniaux, un type de préjugé, caractérisé par la souffrance subjective engendrée par le délit. Par exemple « La souffrance d'un préjudice extrapatrimonial causé par la longueur du procès, étant d'origine purement psychologique, n'est pas susceptible de recevoir une démonstration objective, mais dans la plupart des cas elle trouve sa vérification selon la formule latine *id quod plerumque accidit*, qui est fréquemment utilisée dans les cas d'atteinte à l'environnement».

En particulier le dédommagement pour l'exposition au danger est pleinement affirmé au sujet de la pollution par les poussières : « *A la suite de la pollution environnementale provoquée par l'émission dans l'air des poussières fines pendant plusieurs mois, se définit un dommage moral indemnisable pour les individus vivant dans le voisinage de l'établissement, étant donné le préjudice causé à la vie quotidienne des personnes et le trouble psychologique ressenti en relation aux possibles conséquences nuisibles pour la santé* », comme l'arrêt n. 33887 du 7 Avril 2006 de la Cour de Cassation a établi.

Monsieur Bonetto, dans votre réquisitoire au procès Eternit, vous avez cité le cas d'une société qui pratiquait la collecte de déchets spéciaux. Ceux-ci -étant issus du traitement des fumées d'industries sidérurgiques - étaient inclus dans la collecte et destinés à des cimenteries et à des industries de produits pour le bâtiment. Cette société a été condamnée pour violation des normes de sécurité. C'est un cas qui n'est pas comparable à la pollution par l'amiante, mais qui en est similaire et que la cour de la Première section du Tribunal de Turin a accueilli en tout et pour tout de par la sentence de condamnation des cadres Eternit.

La société en question avait en effet assuré, au moyen d'un rapport technique, un ensemble de mesures de protection écologique pour éviter la dispersion des poussières dans l'environnement. Il s'agissait de mesures de garantie dont dépendait l'autorisation requise et non pas de simples prévisions de fonctionnement de l'installation de récupération, comme la société l'avait soutenu à l'époque du procès. Plus précisément, les déchets n'étaient pas introduits dans le poste de mélange à travers l'extraction pneumatique à partir de containers hermétiques, au contraire ils étaient déchargés par des camions à remorque dans un hangar utilisé en tant que dépôt à fermeture non étanche : avec la conséquence qu'une considérable quantité de poussières fines de couleur sombre étaient dispersées dans l'environnement, obligeant ainsi les habitants du voisinage à fermer portes et fenêtres.

Dans ce cas quelle a été la décision des juges ?

Ayant établi l'importante pollution de l'environnement provoquée par l'activité d'émission de poussières fines, sur plusieurs mois, et le conséquent dommage moral causé aux habitants voisins, les jugements furent de culpabilité de la société en raison du dommage infligé à la vie quotidienne des personnes et des troubles psychologiques ressentis par rapport aux possibles conséquences négatives pour la santé.

A partir de là, on pourrait revenir sur le cas Eternit avec un regard plus ciblé sur la communauté de Casale, en passant aussi par l'histoire presque centenaire du rapport entre la population et l'usine. Par exemple, là où on a assisté à l'émergence de phénomènes d'intérêt public avec des conséquences traumatiques physiques et/ou psychiques, tôt ou tard des associations de victimes se sont constituées et la conscience du droit à la demande des dommages et intérêts s'est accrue. Dans ce cas précis, comment est-on arrivé aux premières indemnisations à Casale ?

Les indemnisations sont une réparation (la plupart du temps de type économique) à des dommages provoqués par des phénomènes naturels ou par des comportements humains. Pour obtenir les dommages et intérêts il faut donc les demander. Or, pour les demander il faut avoir conscience du dommage subi et de son attribution à quelqu'un ou à un évènement donné. Quand la société Eternit fonctionnait régulièrement, elle embauchait des personnes et les rétribuait dignement, elle assurait en quelque sorte leur avenir. Jusqu'à la moitié des années 1970, la conscience collective des plus graves pathologies dues à l'amiante (comme les cancers pulmonaires et les mésothéliomes) était très faible.

L'INAIL elle-même, à savoir l'organisme d'assurances italien pour les accidents du travail, ne les reconnaissait pas en tant que maladies professionnelles et ne les dédommageait donc pas. L'INAIL, au contraire, reconnaissait et dédommageait l'asbestose, une maladie en principe non immédiatement mortelle, qui a un parcours très long. Les rentes (pratiquement des retraites) pour asbestose s'ajoutaient aux salaires et tout cela, de fait, menait au consensus social de la population de Casale envers l'Eternit. Les rares voix de plainte (une partie de la CGIL, le syndicat le plus gauchiste des trois associations confédérales ; les autres étant CISL et UIL et les organisations des comités spontanés) étaient faiblement suivies. Quand Eternit décide de fermer, vers la moitié des années 1980, cet équilibre se brise. D'une part les « opposants » menaient les demandes d'intervention publique pour obtenir des moyens de sauvegarde des pensions au profit des individus exposés à l'amiante afin de consentir une garantie de revenu et d'autre part ils mettaient au point la dénonciation pour les responsabilités de ceux qui avaient dirigé Eternit. La plainte au pénal est l'un de ces moyens. Le refus initial de la magistrature à s'occuper du problème se transforme, face aux « pressions populaires », dans le choix de procéder à des exhumations de masse pour vérifier si effectivement autant de morts étaient attribuables à l'amiante. Les résultats des autopsies, grâce à la formidable contribution du Professeur Franco Mollo qui avait accepté gratuitement d'être le consultant d'une partie des victimes, ont été incontestables et ont provoqué un choc de masse chez la population qui, à partir de ce moment, s'est soudée autour des initiatives de ceux qui avaient jusqu'alors conduit la protestation.

Ce fut justement grâce à cette alliance que nous avons pu revendiquer les dommages et intérêts qui, bien que partiels (et presque insignifiants par rapport aux dimensions du problème), ont malgré tout conduit (avant l'arrêt du 13 Février 2012) à des dédommagements en faveur des victimes pour environ 13 millions d'euros : autant que je sache c'est le montant le plus élevé payé en Europe pour de telles catastrophes.

D'ailleurs vous vous êtes retrouvés dans une dimension de drame collectif inimaginable pour une société occidentale industriellement avancée.

La première donnée qui fait réfléchir est le nombre élevé de cas : les données, certainement partielles, des associations de Casale recensent plus de 1600 victimes, avec une croissance annuelle moyenne de 50 décès par mésothéliome pleural, ce qui continue de provoquer malheureusement des souffrances démesurées aux malades et à leurs familles.

Pour beaucoup d'entre eux (en particulier pour tous ceux qui ne travaillaient pas pour Eternit) même le moindre dédommagement, représenté par les rentes INAIL, est absent. Selon l'avis des experts, à distance de 20 ans de la cessation des productions, on est en effet en train de s'approcher du « pic » statistique des mésothéliomes et les individus atteints sont de plus en plus fréquemment des personnes qui n'ont jamais travaillé dans les établissements Eternit.

On peut affirmer que, dans les deux communautés Piémontaises de Cavagnolo (Turin) et de Casale Monferrato (Alessandria), le mésothéliome est devenu une maladie endémique. La simple donnée quantitative devrait suffire à démontrer qu'on est face à une anomalie : on ne saurait imaginer qu'une production industrielle, même si dangereuse, puisse causer des dommages de dimensions aussi importantes que ceux qui sont en train d'émerger sans qu'il y ait, dans une telle affaire, une grave responsabilité de ceux qui ont organisé et géré pendant des décennies cette activité industrielle. A *fortiori* si on considère que les conséquences sur la santé humaine des productions à base d'amiante sont sûrement connues depuis plus de quarante ans, n'est-ce pas scandaleux ? Mais il y a plus encore. De nombreux éléments émergés au cours des entretiens avec les victimes, ou bien tirés de documents fortuitement retrouvés ou encore de publications étrangères, font penser qu'une grande partie des pathologies et des décès sont le fruit d'une stratégie d'entreprise consciemment adoptée à partir des années 1970 afin de retarder, parfois par des moyens pour le moins effrontés, la cessation et l'interdiction au niveau international des productions manufacturières en amiante.

Quand et de quelle manière la communauté de Casale a-t-elle pris conscience d'être un groupe continuellement exposé à une situation traumatique (si cela est arrivé) ?

Il n'existe, bien sûr, ni une date précise ni un évènement symbolique qui puissent nous renvoyer à une prise de conscience collective. Nous pouvons cependant revenir en arrière et repérer ce moment, par exemple, dans certaines étapes fondatrices de la reconnaissance des maladies professionnelles et de la protestation ouvrière pour les conditions environnementales et de travail, dans le cadre de la vie de Casale. En 1947 l'INAIL reconnut pour la première fois un cas d'asbestose contractée par un travailleur Eternit. Dès les années 1950, de différentes initiatives syndicales mirent en évidence, parmi les sujets de revendication envers la société Eternit, celui de la salubrité de l'environnement, bien que de manière encore nébuleuse, de par la demande d'indemnités supplémentaires pour le danger du travail effectué. En 1961, une mobilisation syndicale imposante sur ces sujets poussa les travailleurs Eternit à bloquer les ponts qui traversent le fleuve Pô dans la ville de Casale. Il y eut de lourds affrontements avec la police et des dizaines d'arrestations parmi les ouvriers. Dès le début des années 1970, à la suite des expériences de mai 1968, de l'automne syndical et grâce à l'institution de la Loi 300, connue sous le nom de Statut des Travailleurs, les syndicats GCIL, CISL et UIL de Casale lancèrent des revendications spécifiques (toujours rejetées par la société Eternit) sur la neutralisation des poussières dans les lieux de travail.

En 1967 un « Groupe Ecologique » (qui va se fondre avec Lega Ambiente au début des années 1980) se constitua à Casale Monferrato sur l'initiative de citoyens et de salariés Eternit ; parmi ses objectifs il mise sur la réduction du danger lié à la diffusion des poussières d'amiante, de la part de l'établissement de Casale.

C'est une histoire passionnante qui vaut la peine d'être écoutée, si ce n'est-ce que parce qu'elle est strictement liée à l'histoire du Pays traversé par d'importantes tensions sociales et par des revendications économiques. J'imagine qu'il y a eu des aspects positifs ?

Toujours dans les années 1970, les revendications syndicales obtinrent les premiers résultats appréciables consistant dans l'installation d'aspirateurs et dans la mise en route partielle du façonnage à l'humide, plutôt qu'à sec, de l'amiante.

Paradoxalement ces résultats, encore que partiels, poussèrent la société Eternit à demander à l'INAIL, qui tout aussi paradoxalement accepta, d'être exemptée du payement de la prime supplémentaire asbestose, sous prétexte que les productions Eternit n'auraient plus entraîné aucun risque pour les travailleurs. Ce n'est que grâce au recours présenté par un grand nombre de travailleurs, soutenus par la Chambre du Travail – CGIL de Casale Moferrato et par le patronat INCA – que l'on obtint, en 1987, un arrêt de la Cour de Cassation (n. 236/1989) qui - tout en confirmant le précédent arrêt du Tribunal de Casale prononcé sur la base d'une imposante expertise médico-épidémiologique - obligeait l'entreprise au payement de la surprime d'assurance à tous les travailleurs, ceux-ci étant exposés au risque d'asbestose.

Dans l'énoncé de l'arrêt nous pouvons en effet lire : « *Dans les cas examinés – ayant le juge de première instance vérifié correctement, sur la base des expertises techniques et des preuves testimoniales, non seulement l'existence d'un risque d'aggravation des conditions de santé des appelants (qui serait déjà en lui-même suffisant pour l'obtention du droit à la rente provisoire) mais aussi l'existence d'un risque asbestogène général – les faits constitutifs du droit mis en œuvre vis à vis de l'INAIL résultaient prouvés* ». En même temps, les travailleurs de la société Eternit commencèrent à prendre conscience de l'endémicité des pathologies néoplasiques qui causèrent la mort, dans quelques mois, de nombreux collègues de travail.

En l'absence d'une information spécifique de la part de la société, mais avec la collaboration de certains médecins de Casale Monferrato, les premiers cas de mésothéliome parmi les travailleurs furent détectés. Cela se passa dans la plus totale indifférence de l'INAIL qui seulement en 1987 reconnut la nature professionnelle d'un cas de mésothéliome non associé à l'asbestose et l'indemnisa.

Pour une reconstruction correcte de la conscience collective du traumatisme, il me paraît utile de savoir quelle fut l'attitude de la société devant les premières données épidémiologiques dénonçant une augmentation disproportionnée des maladies professionnelles chez les salariés.

Entre 1970 et 1986, la société suisse Eternit A. G. - dont le siège était à Niederurnen dans le Canton de Glaris (le plus petit canton suisse dont les impôts sont les moins élevés) - contrôlait, outre plusieurs dizaines d'autres sociétés du même label partout dans le monde, toutes les sociétés italiennes appelées Eternit. La gestion et la direction générale du groupe, d'un point de vue technique et financier, était centralisée à Niederurnen et à Nyon. La direction suisse, quant à ce que j'ai vérifié, intervenait directement sur tous les choix gestionnaires des entreprises contrôlées, se servant de centres spécifiques d'expertise financière et médico-scientifique. C'est encore la direction suisse qui donnait toutes les indications techniques et de production nécessaires au correct fonctionnement des établissements, qui étaient constamment surveillés tant dans le cadre de la production que dans celui de l'environnement. Dans un tel contexte, de différents éléments, parmi lesquels ces mêmes déclarations fournies publiquement par les dirigeants de la société suisse, m'ont amené à penser que, dès les années 1970, une stratégie a été mise au point au niveau mondial pour consentir au groupe Eternit de reconvertir le plus lentement possible - et je souligne le plus lentement possible - ses productions en amiante dans d'autres activités moins dangereuses.

Le processus de reconversion s'est prolongé sur plus de 20 ans, justement pour éviter d'endommager les intérêts économiques du groupe par un abandon subit. En effet la production continua de baisser, mais aucune nouvelle intervention (par rapport à celles des années 1970) ne fut mise en place pour réduire l'exposition au risque tant des travailleur assignés à la production ou au transport que des habitants de Casale Monferrato. En outre pendant cette période, le phénomène, autrefois très fréquent, du transfert définitif ou temporaire de plusieurs dizaines de travailleurs de la société Eternit dans d'autres établissements suisses du groupe Eternit A. G. prit fin. Les déplacements des travailleurs de Casale dans l'établissement SACA de Cavagnolo et *vice versa* étaient bien plus fréquents et principalement déterminés par des exigences contingentes à la société. A partir de 1982, l'établissement SACA et celui de Casale furent dirigés et organisés sur un plan technique et financier par les directeurs de Casale Monferrato, ce qui entraîna la perte de toute autonomie opérative de l'établissement SACA.

En 1986 on constate la faillite du groupe et en même temps il y a un nouvel évènement pour Casale. Voulez-vous en parler ?

Tout d'abord il y eut la demande de reprendre la production des plaques en fibrociment sur la base d'un contrat de location d'entreprise de la part d'une société française – Eternit France – qui reçut en échange un refus catégorique de la Chambre du Travail CGIL de Casale Monferrato. En même temps l'ASL de Casale Moferrato (ex ASL 21) et l'Institut d'Epidémiologie des Tumeurs de l'Université de Turin, dirigé par le Professeur Terracini, promurent une enquête épidémiologique sur les causes de mort des travailleurs Eternit employés dans l'établissement de Casale Monferrato de 1950 à 1985 et mirent en relief un excédent d'environ 200 unités par rapport aux « morts attendues » par pathologies reconductibles à l'exposition à l'amiante. A la fin de 1987, par l'ordonnance du 2 Décembre, le Maire de Casale Monferrato, pour la première fois en Europe, disposait l'interdiction « de l'utilisation des plaques en amiante-ciment et d'autres produits contenant de l'amiante dans les constructions en tout genre au sein du territoire de la commune de Casale Monferrato ». Dans le cas de déplacement et d'élimination des matériaux contenant des fibres d'amiante, le Maire de Casale disposait l'obligation pour les entreprises assignées aux travaux de respecter les prescriptions technico-sanitaires disposées par les autorités compétentes. C'est ainsi que l'activité Eternit prenait fin à Casale, après 81 ans.

A ce moment-là qu'est-ce qui a évolué ?

Les institutions et les syndicats ont décidé que leur objectif prioritaire serait la promotion d'un recensement des dommages causés par la production industrielle Eternit tout comme la mise en place des démarches pour le désamiantage et, autant que possible, la sauvegarde préventive des citoyens de Casale et des anciens salariés. A partir de là, l'ASL locale a organisé un observatoire permanent, encore actif à ce jour, sur les cas de mésothéliome. Malheureusement le nombre de ces pathologies augmentait au fil des années. En 2003, l'Hôpital Santo Spirito de Casale diagnostiquait 34 mésothéliomes, dont les deux tiers atteignaient des individus qui n'avaient jamais travaillé dans les établissements Eternit.

Sur un plan quantitatif on avait relevé la même augmentation en 2002 et pendant les premiers mois de 2004. D'après les épidémiologistes travaillant dans la zone de Casale Monferrato, c'est dans ces dernières années qu'on a atteint le pic de la pathologie dénommée mésothéliome , la longue période de latence de la maladie est connue depuis des décennies et la relative indépendance de la quantité d'exposition est tout aussi reconnue au niveau scientifique.

On a malheureusement vérifié que les effets d'une production délibérément insouciante de la violation de n'importe quelle réglementation et de n'importe quel critère technico-scientifique ont provoqué, au fil des années, une croissance exponentielle du risque, l'étendant à des sujets de plus en plus éloignés du centre de production.

Il ne faut pas oublier que, pendant toute la période de son activité, l'Eternit de Casale Monferrato, ainsi que l'établissement SACA de Cavagnolo (2300 habitants), ont distribué gratuitement à ceux qui le demandaient des matériaux de production qui ne pouvaient plus être vendus à cause de quelques défauts de fabrication. Les établissements susmentionnés ont ainsi contribué, même à travers le broyage et la distribution de matériaux défectueux transformés en gravier- le « polverino » en italien-, à la dispersion sur le territoire de matériel cancérigène dont l'utilisation augmentait grâce à la gratuité de l'offre. L'usage impropre des matériaux Eternit de rebut pour la couverture de petites allées ou d'aires ou encore pour l'isolement artisanal de locaux habités a été encouragé de fait par la société elle-même qui considérait probablement que la grande diffusion de ses produits, à des prix avantageux, ou gratuits, constituait la meilleure garantie pour obtenir le consensus de la population et des salariés pour sa méthode de production.

On a parlé très peu de la SACA de Cavagnolo malgré le rôle qu'elle a eu dans l'organisation de l'Eternit, puisqu'elle a été mise au second plan par les évènements de Casale.

Le récit sera long mais il est nécessaire, du moins par rapport au long laps temporel dans lequel la SACA a opéré ; l'établissement était situé dans le territoire communal de Via Cristoforo Colombo, depuis le second après-guerre et jusqu'en 1982.

Dans cette usine, qui a employé jusqu'à 250 travailleurs, ont travaillé de nombreux citoyens de Cavagnolo et des communes limitrophes. Après l'assainissement environnemental, réalisé seulement dans les années 1990, dans cette aire on a bâti un hypermarché, des maisons d'habitation civile, le gymnase communal. Les activités de l'établissement SACA, qui ont poursuivi leur activité jusqu'à la faillite des sociétés italiennes du groupe Eternit, consistaient dans la production de tuyaux et de conduits de fumée en fibrociment contenant d'importantes quantités d'amiante du type crocidolite (dénommé « amiante bleu ») provenant d'Afrique du sud, outre l'amiante chrysotile. La matière première arrivait à Cavagnolo par chemin de fer, pour poursuivre ensuite par transport routier. C'était un passage continuel de camions entre la gare et l'établissement, aussi bien pour les provisions de matière première que pour l'envoi du produit fini. Et tous les moyens de transport devaient inévitablement traverser le territoire communal tout entier.

L'activité était-elle toujours directement reconductible à l'entreprise Eternit ?

Oui, absolument. Et elle se déroulait dans la totale absence de mesures spécifiques pour la sauvegarde des individus et de l'environnement par rapport à la dispersion des poussières d'amiante. L'entreprise n'a par ailleurs jamais fourni, ni à ses salariés, ni aux employés du transport des matériaux, des informations sur le danger spécifique des produits. Elle n'a pas non plus équipé qui que ce soit des moyens idoines de protection individuelle, allant jusqu'à consentir le transport non étanche des matériaux. Ce qui contraignait les salariés au lavage des bleus de travail à leur propre domicile (et de fait en les encourageant ainsi à circuler hors de l'établissement en tenue de travail toujours imprégnée de poussière d'amiante).

En outre tant les matières premières que les produits finis ont toujours été stockés à l'intérieur de l'établissement dans des endroits exposés à l'action d'agents atmosphériques (le vent en particulier) susceptibles d'en causer la dispersion dans l'environnement. Puisque la principale production de l'établissement consistait en tuyaux parachevés par tournage, lors du transport à découvert, l'émission et la dispersion dans l'environnement des poussières de finition provenant de ces tuyaux non-nettoyés étaient particulièrement graves. Au cours des décennies le comportement des responsables des activités Eternit dans l'établissement SACA a ultérieurement aggravé le risque spécifique d'inhalation des poussières d'amiante tant pour les habitants de la commune que pour les salariés par la distribution gratuite, à ceux qui en faisaient la demande, des produits défectueux et donc invendables.

Selon un scénario bien connu à Casale.

Le scénario était totalement respecté, peut-être avec quelques variantes en plus. Les produits étaient broyés et réduits en gravier par les salariés SACA eux-mêmes et par les habitants de l'endroit, qui les utilisaient pour recouvrir des aires et des chemins. Dans d'autres cas les plaques de plus grande dimension, toujours composées de matériaux défectueux et distribuées gratuitement, ont été utilisées pour isoler des toits ou des parois. Le fait que cette situation se soit prolongée sur des décennies a énormément multiplié, tant pour les professionnels que pour les habitants, le risque de contracter des pathologies étiologiquement reconductibles à la dispersion de l'amiante. Cependant depuis les années 1980, les habitants de la commune ont commencé à prendre conscience des effets concrets sur la santé de la quantité démesurée des poussières d'amiante qui s'était créée. Cette prise de conscience a surement été favorisée par l'activité de différentes associations nées dans ces années-là. Il faut signaler en particulier l'activité de l'Association des familles des victimes de l'amiante de Casale Monferrato qui, à partir de cette période, a entrepris de nombreuses initiatives d'enquête. Les victimes recensées jusqu'à aujourd'hui sont plusieurs centaines, toutes ont été exposé à l'amiante. En 1982 la gestion opérative de l'établissement SACA de Cavagnolo, qui a été transférée auprès de l'établissement Eternit de Casale Monferrato a accru au fil des années et jusqu'à Juin 1986, date de la faillite de la société, l'échange temporaire d'ouvriers entre les deux unités productives, phénomène qui avait toujours été important depuis le démarrage de l'activité de l'établissement SACA.

La société Eternit ne s'est-t-elle jamais inquiétée, même de manière voilée ou indirecte, du danger de ses productions ?

Jamais.

Sa pratique de l'estime de soi, s'il m'est consenti d'utiliser ce mot, était très performante. A ce propos, je vais citer quelques extraits d'un document publié il y a des années par Eternit A.G. Intitulé : « *L'histoire de la maison Eternit A.G. : le réflexe de l'évolution de l'architecture moderne et de l'économie* ».

En 1901, l'Autrichien Ludwig Hatschek obtient le permis pour l'amiante-ciment et nomme son invention « eternit », mot venant du latin aeternitas – l'éternel.

En 1902 le commerçant Steinmann acquiert la licence et fonde en 1903 les usines Eternit Suisse A.G. à Niederurnen. Le siège de la nouvelle usine est fixé à Niederurnen car, dans cet endroit, la diminution des activités d'impression du coton a rendu disponible non seulement des installations industrielles, mais surtout une grande quantité de main d'œuvre (...). En 1913 la protection du patrimoine du canton des Grisons fait démarrer une campagne contre l'Eternit avec l'accusation de « défigurer le paysage ». Le résultat pour le label Eternit est de faire connaître précisément le label lui-même et son chiffre d'affaires augmente fortement dans les Grisons. En 1914, l'Eternit bâtit des maisons. Grâce à la construction modulaire celles-ci peuvent être réalisées en 3 ou 4 jours. Le prix avantageux permet aux familles des ouvriers de les acheter. Cette évolution provoque des discussions animées avec les architectes. Cette importante catégorie de clientèle Eternit a l'impression d'avoir été mise de côté. La solution surgit de cette crise. Eternit demande l'étroite collaboration des architectes qui font connaître le produit Eternit en tant que matériel de construction de l'habitat moderne. Après la (Première) guerre (Mondiale) la production reprend et, en 1919, le chiffre d'affaires atteint des valeurs record. A la même époque, une assurance vieillesse et d'invalidité est mise en place pour les ouvriers. En 1920, 155 installateurs privés reçoivent gratuitement une formation de la part de l'entreprise Eternit. Les réclamations pour mauvaise exécution des travaux baissent de 90%. Dans la même année Ernst Schmidheiny Sen. entre dans le conseil d'administration. Le grand incendie de Sent (Grisons), en 1921, montre clairement que seulement les toits couverts d'ardoises Eternit ont résisté à la chaleur. (...En 1945) la commission d'entreprise est fondée, améliorant ainsi le contact entre le nombre croissant des salariés et l'employeur. La relance économique de 1948 met en évidence la nécessité de machines plus efficaces. (...) Au cours des années 1950, un nombre croissant de designers industriels commence à s'intéresser aux produits Eternit et crée des programmes complets d'habitations. Willy Guhl, le premier designer industriel venant de Suisse crée des jardinières, « l'oreille d'éléphant», « le bac à sable », mais surtout son œuvre la plus brillante, la chaise de plage qui devient un classique de l'ameublement (...). En 1975, Stephane Schmidheiny devient à 28 ans administrateur délégué et dirige Eternit A.G. à tous les effets. En 1976, en tant qu'innovation mondiale, la plaque ondulée à la pression entre en production. Cela signifie une augmentation considérable de la qualité. En

1978, l'anniversaire des 75 années d'activité, Stephan Schmidheiny devient président du conseil d'administration et met en place une innovation radicale : l'entreprise Eternit A.G. renonce en perspective à la fabrication de produits qui contiennent de l'amiante. En quatre ans seulement, le laboratoire réussit à développer un mélange de fibres qui peut être intégré dans le processus de production en cours. En 1984, 50% de la production peut déjà être livrée sans amiante. En 1987, l'assignation du prix Eternit a lieu pour la première fois. Cette contribution à l'architecture, sous le nom de « Prix Eternit », se déroule tous les deux ans. Il est organisé avec les départements d'architecture des deux écoles Polytechniques de Zurich et de Lausanne et suscite un vif intérêt. En 1989, les usines de Niederurnen et de Payerne sont intégrées dans un groupe de matériaux de construction qui plus tard sera nommé Cemroc. Thomas Schmidheiny reprend tout le capital actionnaire et la présidence du conseil d'administration d'Eternit de son frère Stephan Schmidheiny. A partir de 1990, Anders Holte en est le directeur. En 1994 l'ère de l'amiante prend fin. Le dernier tuyau contenant de l'amiante est fabriqué. En 1996 Eternit est intégrée dans le groupe Holderbank en tant que société affiliée. En 1997, la production des conduits prend fin. (...) En 2003, Eternit A.G. fête son centième anniversaire en organisant des réunions avec sa clientèle, une journée « portes ouvertes », et la distribution de primes exceptionnelles. Sur demande de l'Institut pour l'histoire de l'architecture de ETH Zurich (gta) démarre une publication sous le titre : « Eternit Suisse architecture et culture d'entreprise à partir de 1903 » ».

Y-a-t-il eu des cas de mort par mésothéliome en Suisse ?

Dans le passé, la maison de Niederurnen a regretté le fait qu'« environ 50 collaborateurs, qui travaillaient pour la plupart à Niederurnen au cours des années 1950 et 1960, soient décédés par mésothéliome ». Il peut paraître paradoxal, mais la direction a même affirmé que, jusqu'à l'abandon total de la production de ciment-amiante, les efforts « en la faveur d'une manipulation de l'amiante sans risques » ont été menés « méthodiquement sur la base d'un niveau de connaissance régulièrement actualisé ».

En réalité, la glasnost dont Eternit s'est vantée est un épais rideau de fumée derrière lequel l'entreprise a occulté, pendant des années, des données et des informations indispensables pour comprendre pleinement tant la signification et la portée de son tragique héritage, que les raisons de la fuite de ses véritables responsabilités envers ses anciens salariés. Plutôt que de se vanter de son « rôle de pionnier » au niveau mondial dans la reconversion du ciment-amiante au fibrociment, Eternit devrait expliquer pourquoi la décision d'abandonner le minéral cancérigène a été prise plus de dix ans après que la relation entre inhalation de fibres d'amiante et mésothéliome avait été démontrée de manière irrévocable, tout particulièrement par la publication des études du Docteur Irving Selikoff dans le « Journal of the American Medical Association » en 1964. La maison de Niederurnen devrait aussi indiquer les raisons pour lesquelles le processus de reconversion a duré presque 20 ans, jusqu'à la fermeture, en Novembre 1994, de la section de fabrication des tuyaux pour canalisation et conduites d'eau potable de l'établissement de Niederurnen. « Dans certains Pays et pour certains produits, son (de Stephane Schmidheiny) équipe trouva des matériels substitutifs. Mais là où les ingrédients alternatifs étaient trop chers ou de mauvaise qualité, Eternit continua d'utiliser l'amiante jusqu'à la fin des années 1980, beaucoup de temps après que les dangers pour la santé avaient été largement reconnus. Même après s'être engagé à abandonner l'amiante avant 1990, Schmidheiny fit une exception pour la production de tuyaux ».

En expliquant cette approche graduelle, Stephan Schmidheiny a déclaré que le problème de l'asbeste « était une affaire qu'il fallait gérer et contrôler ». En outre Eternit se protégeait en affirmant que toutes les possibles mesures de protection avaient été entretemps adoptées, mais les rares anciens salariés – presque tous des immigrés italiens – qui jusqu'à présent ont eu le courage de parler ont démenti à plusieurs reprises cette position. Un ouvrier, qui a préféré garder l'anonymat, a été implacable envers la société pour laquelle il a travaillé entre 1980 et 1981 : « *C'est un gigantesque mensonge ! Qu'est-ce que ça veut dire mettre en sureté les travailleurs qui sont en contact avec l'amiante ? Dans les différentes sections il y avait de la poussière partout et les mesures de protection étaient ridicules. Personne n'utilisait les masques, certains portaient des gants et sur quelques machines il y avait de grands aspirateurs. Cependant la seule véritable mesure de protection aurait été d'éliminer l'amiante* ». Si l'on croyait jusqu'au bout à la transparence qu'elle professe, Eternit devrait aussi avoir le courage de regarder au-delà de « la cinquantaine de morts » qu'elle reconnaît officiellement et au moins de se poser quelques questions : combien d'anciens travailleurs étrangers des établissements de Niederurnen et de Payerne, rentrés en Italie, en Espagne, en Turquie etc. sont entretemps tombés malades ou morts à cause d'un mésothéliome sans aucun soin ni aucune forme d'indemnisation? Combien d'anciens travailleurs ou salariés encore actifs ont souffert ou bien souffrent d'autres maladies respiratoires liées à l'inhalation de fibres d'amiante? Qu'est-il arrivé aux milliers de travailleurs exposés aux poussières du minéral cancérigène dans les établissements de sociétés contrôlées par la famille Schmidheiny en Europe, au Moyen-Orient, en Afrique et en Amérique Latine ?

Et finalement, si vraiment elle avait joué la carte de la glasnost, pourquoi Eternit aurait-elle tenté de toutes les façons possibles de s'opposer en recourant jusqu'au Tribunal Fédéral à la commission rogatoire par laquelle la Procure de Turin avait demandé le livret d'immatriculation des salariés employés à Niederurnen et leurs dossiers personnels gardés par la SUVA ? Est-ce que la « transparence la plus totale » consiste peut-être à espérer que les victimes qui ont trouvé le courage de parler meurent ou vont mourir, pendant que les délais d'une justice de plus en plus menaçante se prolongent et que tout est fait pour la retarder ? Il ne faut pas rechercher les réponses à ces questions dans le hall de l'Edifice Canavée, il n'y a aucune réponse possible. Enfin, même la transparence a des limites !

Sous le profil médico-scientifique y a-t-il jamais eu un engagement concret de l'entreprise Eternit?

Oui, mais il a été déroutant, surtout par rapport aux salariés. Le groupe se servait en effet, pour la gestion des activités productives des sociétés participées, de structures spécifiques telles l'Asbest Institut de Neuss (Suisse), créé et financé par Eternit A. G., et dirigé pendant des années par le Docteur Klaus Robock. La finalité ultime était celle de contrôler les productions du groupe dans tous les pays et fournir les informations techniques consentant la continuité des productions contenant de l'amiante, même en la présence d'interventions législatives ou administratives de chaque Etat, quand ces derniers tentaient de limiter ou de contrôler l'émission des poussières d'amiante. L'activité de l'Institut prévoyait de nombreux voyages du Docteur Robock lui-même, ou de ses délégués, dans les divers établissements, avec de véritables prescriptions par rapport aux niveaux de pollution acceptables et par l'élaboration de « manuels de défense » auxquels les dirigeants de chaque établissement devaient se tenir dans le cas de contestations sur la nocivité des productions de la part d'organismes publiques ou d'organisations de presse. L'institut lui-même a promu ou participé à des congrès scientifiques internationaux, dont certains se sont même déroulés auprès du Polytechnique de Turin dans les années 1970 et 1980, dans le but de soutenir la thèse de la possibilité technique de poursuivre sans risque la manufacture de produits contenant de l'amiante, grâce à l'adoption de techniques spécifiques. L'activité de l'Institut, qui a requis d'importants financements de la part d'Eternit A.G., paraît donc viser, dans des années dans lesquelles l'effet cancérigène de l'inhalation de fibres d'amiante était désormais généralement reconnu, à retarder la diffusion de la connaissance scientifique, consentant ainsi de planifier, sur une période d'environ quinze ans, l'abandon des productions dont les conséquences létales étaient parfaitement connues de tous les opérateurs du secteur de l'amiante.

D'après les documents, il est évident que les directives de la Communauté Européenne pour la mise au ban de l'amiante remontent jusqu'à 1981, alors que les connaissances scientifiques qui ont mené à l'élaboration de ces règles étaient diffusées dans les milieux spécialisés dès les années 1960.

Il existe une déclaration relativement récente du docteur Stephan Schmidheiny, que je trouve éclairante, sur le comportement cynique de la maison et de ses propriétaires : « *A l'âge de 27 ans, j'héritai l'empire de l'amiante-ciment le plus important du monde : je me rendis bientôt compte - avant même mes concurrents – qu'il s'agissait tant d'une malédiction que d'une opportunité. J'abandonnai l'amiante au bon moment. Puisque ma force sur les marchés me consentait d'avoir le temps de développer de nouvelles technologies, j'éliminai l'amiante de mes produits, créant de nouveaux produits en fibrociment. Dans certains cas je vendis mes entreprises ou je les fermai. Cela me permit une diversification active des productions. Cette activité, comme beaucoup d'entre vous le savent, suit un parcours économiquement dangereux. Il est cependant certain que la fabrication et le commerce de l'asbeste ont perdu toute importance. Sans doute j'eus la chance de mon côté et je bénis mes nouveaux projets : aujourd'hui je suis bien plus riche qu'à l'époque où j'héritai la fortune de mon père ».* Cette interview a été publiée par le journal La Prensa (El diario de los nicaraguenses) le 13 Octobre 2003. Le docteur Schmidheiny a cependant omis de citer un petit détail : l'activité d'abandon a entraîné, à ce qu'il en résulte, une intervention directe sur l'organisme public Suisse SUVA orientée à faire certifier de la part de cette structure publique l'innocuité des procédés productifs appliqués par la suite dans tous les établissements Eternit du monde pour la manufacture de produits contenant de l'amiante. Cette prestigieuse certification, obtenue par des méthodes que je ne connais pas, mais manifestement en contraste avec les connaissances scientifiques de l'époque, a permis, par le renvoi de la mise au ban des produits en amiante, une diffusion au niveau mondial de ces derniers avec des effets qu'on peut malheureusement documenter par une longue liste de décès. Ces décès sont destinés à s'accroître tout au long des années à venir, à cause de la longue période de latence des pathologies provoquées par l'amiante, comme nous le savons bien.

Pour conclure, à quels sentiments avez-vous dû vous confronter tout au long de la période passée auprès des habitants de Casale et de leur drame?

Dans un premier temps c'était le désarroi et l'effroi qui dominaient face à la dimension du phénomène. Le fait de s'adresser à des assemblées de centaines d'individus tous directement impliqués dans des cas de pathologies mortelles provoque une sensation d'impuissance et, en même temps, consent de percevoir (avec une nuance irrationnelle de culpabilité) sa propre condition de privilégié. Je me suis progressivement identifié à la seule exigence propre à tout le monde (qui n'est pas incompatible avec ma condition de non-malade) : celle de faire émerger le plus clairement possible ce qui s'est passé et d'identifier, tant individuellement que socialement, les responsables. Je me suis dit plusieurs fois que le meilleur résultat serait de pouvoir organiser un débat public (à Casale) avec ces personnes. Le message que nous transmettons aux habitants de Casale depuis plus de 20 ans est tout à fait vrai : je parle de notre intention de suivre cette histoire infinie jusqu'à ce qu'il y aura quelque chose à revendiquer ou à dénoncer ; cette intention est très forte. Se sentir sincèrement « du côté de la raison » et en même temps obtenir des résultats c'est une condition de travail et de vie enviable.

Remerciements

Je tiens à remercier :

Monsieur l'avocat Gian Paolo Zanetta, ancien Directeur général de l'ASL de la ville d'Alexandrie (ex ASL 20-21-22), pour la sensibilité avec laquelle il a saisi l'importance d'une approche psychologique outre que médicale, portant sur la conception de nouvelles méthodes de soins pour les personnes atteintes de mésothéliome et toutes leurs familles.

Le syndicat CGIL et l'Association des Familles des Victimes de l'Amiante représentées par Bruno Pesce et Nicola Pondrano constituant la mémoire historique de la longue démarche des travailleurs de l'Eternit de Casale pour conquérir le droit à une juste indemnisation. Avec grande générosité, ils ont fourni au groupe de recherche des noms importants pour lancer le projet;

Mme le Docteur Daniela De Giovanni, qui, malgré le climat parfois difficile à l'hôpital de Casale, en raison de la complexité du problème du mésothéliome, a soutenu notre recherche là où il a été possible, avec le repérage des malades. C'est le cadre le plus délicat de la recherche, à la fois pour le type de pathologie et pour l'engagement que nos questionnaires en séances individuelles ont entraîné et pour l'extrême difficulté à trouver des patients présentant une phase de pathologie qui leur permette de garder un espace mental d'intérêt pour un parcours dont ils ne verraient peut-être jamais la conclusion.

La psychanalyste argentine Ana Rosenfeld, experte de la résilience, qui a généreusement discuté avec moi l'hypothèse d'une résilience ayant des caractéristiques spécifiques si elle s'exprime au niveau du groupe plutôt qu'au niveau de l'individu.

Monsieur Lorenzo Gigli pour la réalisation des émissions de Télévision qui nous ont permis de donner voix et de diffuser notre projet de recherche;

Mme le Dr Fanny Guglielmucci et Mr le Docteur Alessio Pisani, pour l'engagement démontré et pour la traduction en français de l'ouvrage.

Mme le Dr Arianna Rapello pour le soin consacré à la révision et à la relecture de l'ouvrage.

Mme le Professeur Marina Spadaro pour la relecture précise et efficace de l'ouvrage traduit;

L'équipe de recherche parce que ses membres n'ont jamais reculé face aux difficultés rencontrées, leurs voyages à Casale ayant assuré la continuité de la rédaction individuelle des tests.

Bibliographie

BONOMI, C., BORGOGNO, F. (2001) (a cura di), *La catastrofe e i suoi simboli. Il contributo di Sándor Ferenczi alla teoria psicoanalitica del trauma* [La catastrophe et ses symboles. La contribution de Sándor Ferenczi à la théorie psychanalyique du traumatisme]. UTET, Torino.

CYRULNIK, B., MALAGUTI, E. (2005) (a cura di), *Costruire la resilienza: la riorganizzazione positiva della vita e la creazione dei legami significativi* [Construire la résilience: la réorganisation positive de la vie et la création des liens significatifs]. Erickson, Gardolo.

GABURRI, E., AMBROSIANO, L. (2003), *Ululare con i lupi* [Hurler avec les loups]. Bollati Boringhieri, Torino.

GRANIERI, A. (2007), *Teoria e pratica del MMPI-2. Lettura clinica di un test di personalità* [Théorie et patique du MMPI-2. Lécture clinique d'un test de personnalité]. Fratelli Frilli Editori, Genova.

GRANIERI, A. (2008), *Amianto, risorsa e dramma di Casale: risvolti psicologici nelle persone affette da mesotelioma e nei loro familiari* [Amiante, ressource et drame psychologique de Casale chez les personnes atteintes de mésothéliome et de leurs familles]. Fratelli Frilli Editori, Genova.

GRANIERI, A., TAMBURELLO, S., TAMBURELLO, A., CASALE, S., CONT, C., GUGLIELMUCCI, F., INNAMORATI, M.(en cours d'impression), "Quality of life and personality traits in patients with malignant pleural mesothelioma and their first degree caregivers". In *Neuropsychiatric Disease and Treatment Journal*.

PANCHERI, P. SIRIGATTI, S. (1995), *Adattamento italiano. MMPI-2: Minnesota Multiphasic Personality Inventory – 2* [Adaptation Italienne. MMPI-2: Minnesota Multiphasic Personality Inventory – 2]. O.S. - Organizzazioni Speciali, Firenze.

ROSSI G., (2008), *La lana della salamandra* [La laine de la salamandre]. Ediesse, Roma.

SIRIGATTI, S. (2001), "Presentazione" [Présentation]. In BONOMI C., BORGOGNO F. (a cura di), *La catastrofe e i suoi simboli. Il contributo di Sándor Ferenczi alla teoria psicoanalitica del trauma* [La catastrophe et ses symboles. La contribution de Sándor Ferenczi à la théorie psychanalyique du traumatisme]. UTET, Torino.

TOFANINI, P. (2005), *Eternit, eterno, eternità* [Eternit, éternel, éternité]. Lions Club Casale Monferrato.